Informatorium voor Voeding en Diëtetiek –
Supplement 102 – augustus 2019

Majorie Former • Gerdie van Asseldonk
Jacqueline Drenth • Caroelien Schuurman
Redactie

Informatorium voor Voeding en Diëtetiek – Supplement 102 – augustus 2019

Dieetleer en Voedingsleer

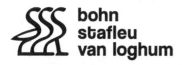

bohn
stafleu
van loghum

Houten 2019

Redactie

Majorie Former
Nutritext, Almere, Nederland

Jacqueline Drenth
Garrelsweer, Nederland

Gerdie van Asseldonk
Delft, Nederland

Caroelien Schuurman
Den Hoorn, Nederland

ISBN 978-90-368-2387-6   ISBN 978-90-368-2388-3   (eBook)
https://doi.org/10.1007/978-90-368-2388-3

NUR 893
Basisontwerp omslag: Studio Bassa, Culemborg
Automatische opmaak: Scientific Publishing Services (P) Ltd., Chennai, India

Bohn Stafleu van Loghum
Walmolen 1
Postbus 246
3990 GA Houten

www.bsl.nl

Voorwoord bij supplement 102

Augustus 2019

Beste lezer

Nieuw in het *Informatorium voor Voeding & Diëtetiek* is een specifiek hoofdstuk over mensen met het Down-syndroom. Dit is geschreven door mw. T. Harperink en mw. M. Coolen-Klaassen, beiden diëtist.

Het meest opvallende voedingsprobleem bij baby's en peuters met het syndroom van Down is de verminderde voedselinname vanwege hypotonie en het afwijkende kauwpatroon, waardoor borstvoeding en/of flesvoeding en de latere orale hapjes moeizamer gaan. Door onvoldoende voedselinname kan 'failure to thrive' ontstaan. Om dit probleem op de juiste manier aan te pakken is multidisciplinaire samenwerking van een logopedist, lactatiedeskundige, diëtist en (kinder)arts zeer belangrijk. Bepaalde ziektebeelden komen bij mensen met het Down-syndroom op volwassen leeftijd vaker voor, zoals (gastro-oesofagaele) reflux, obstipatie, onder- of juist overgewicht, coeliakie, osteoporose, diabetes mellitus type I en bij overgewicht DM type II. Ook kunnen gedragsproblematiek en vroegtijdige dementie van invloed zijn op de voedselinname. In het hoofdstuk wordt hierop nader ingegaan.

De volgende hoofdstukken zijn in dit supplement geactualiseerd:

- Coeliakie bij kinderen, door J. Drenth, diëtist Diëtistenpraktijk Groningen;
- Duurzame voeding, door dr. ir. C. van Dooren, Voedingscentrum, Den Haag;
- Dieetadviezen bij gebruik van MAO-remmers, door J.A. Melissen-Leeuwen, J.C. Pruissen-Boskaljon en J. Wertwijn, diëtisten bij de Parnassia Groep, Den Haag;
- Probiotica, door dr. O.F.A. Larsen, Assistant Professor Athena Instituut, Vrije Universiteit Amsterdam.

Heeft u suggesties voor nieuwe onderwerpen in het *Informatorium voor Voeding & Diëtetiek*, neemt u dan contact op met de redactie. U kunt een e-mail sturen naar Majorie Former, hoofdredacteur, m.former@nutritext.nl. Wij nemen de suggesties graag in overweging om de inhoud nog beter op de praktijk te laten aansluiten.

Vriendelijke groet, namens de redactie,
Majorie Former, hoofdredacteur

V

Inhoud

Hoofdstuk 1
Mensen met het Downsyndroom

Augustus 2019

T.M.C. Harperink-Oude Nijhuis en M.H. Coolen-Klaassen

Samenvatting Downsyndroom (DS) is een van de meest voorkomende oorzaken van een verstandelijke beperking. Naast de bekende uiterlijke en lichamelijke kenmerken is er een aantal andere lichamelijke en medische afwijkingen die vaker bij mensen met het syndroom van Down voorkomen. In dit hoofdstuk wordt verder ingegaan op de karakteristieken, prevalentie, bijkomende ziektebeelden, antropometrie en de behandeling en voedingsinterventies bij deze ziektebeelden.

1.1 Inleiding

Het Downsyndroom (DS) is een aangeboren ontwikkelingsstoornis met karakteristieke gelaatskenmerken en een lichte tot zeer ernstige verstandelijke beperking, die wordt veroorzaakt door een trisomie 21 (extra chromosoom 21) (Cassidy en Allanson 2010). DS is een van de meest voorkomende oorzaken van een verstandelijke beperking. In 1866 werd de aandoening voor het eerst beschreven door de Engelse arts John Langdon Down. In 1960 werd de trisomie 21 ontdekt (Braam et al. 2014).

T.M.C. Harperink-Oude Nijhuis (✉)
De Twentse Zorgcentra, Enschede, Nederland

M.H. Coolen-Klaassen
Stichting Dichterbij, Velp (NB), Nederland

© Bohn Stafleu van Loghum is een imprint van Springer Media B.V., onderdeel van Springer Nature 2019
M. Former et al. (eds.), *Informatorium voor Voeding en Diëtetiek – Supplement 102 – augustus 2019*, https://doi.org/10.1007/978-90-368-2388-3_1

1.2 Karakteristieken

Het syndroom van Down wordt gekenmerkt door een karakteristiek uiterlijk, een vertraagde ontwikkeling, bijna altijd een verstandelijke beperking of leermoei-lijkheden, een verhoogde kans op een aantal congenitale en/of verworven afwij-kingen aan diverse organen en een versnelde veroudering (Weijerman et al. 2008; Werkgroep Downsyndroom 2013). De levensverwachting van DS is gestegen van onder de 9 jaar in 1920 tot net boven de 60 jaar in 2017. Ook de ontwikkelings-kansen van mensen met het syndroom van Down zijn in de laatste tientallen jaren aanzienlijk verbeterd (Coppus en Wagemans 2014).

1.2.1 Uiterlijke kenmerken

Bij veel mensen met DS zijn de volgende kenmerken waar te nemen (Braam et al. 2014; De Graaf 2010):

- algehele spierslapte (hypotonie; bij 80 %);
- bij de geboorte lijken veel baby's op een 'lappenpop';
- een kleine schedelomvang en de achterkant van het hoofd is afgeplat (brachyce-falie; bij 90 %);
- korte nek met verdikte nekplooi (bij 80 %);
- het gezicht lijkt vlak, doordat de neusrug meestal laag en de jukbeenderen vrij hoog zijn. Hierdoor lijkt de neus ook klein, kort en dik (bij 57–83 %);
- de oogspleten lopen schuin omhoog (upslant), zijn vaak smal en kort (palpe-brale fissuur) en binnen de ooghoeken een extra huidplooi (epicanthus; bij 28–79 %), waardoor ronde ooghoeken ontstaan (bij 80 %);
- kleine oren en laag ingeplant (bij 60 %);
- kleine mond, waardoor de tong groter lijkt dan hij werkelijk is (bij 32–89 %);
- door de slappere mond-/kaakspieren hangt de tong soms naar buiten (protrusie);
- de tong is dik en gegroefd;
- de armen en benen zijn kort in verhouding tot de romp – een klein gestalte (bij 90 %);
- brede handen met korte vingers (brachydactylie; bij 51–77 %);
- een doorlopende dwarse handlijn in de handpalm (viervingerplooi; bij 45 %).

1.2.2 Motorische kenmerken

De motorische ontwikkeling is eveneens vertraagd, zelfs nog meer dan de mentale ontwikkeling. Bovendien verloopt de motorische ontwikkeling heel anders: er is een functioneel motorisch probleem. Het motorische gedrag van kinderen en jong-volwassenen met DS wordt gekenmerkt door symmetrische bewegingspatronen, weinig variatie en het bewegen kan trager zijn. Er is een beperkte ontwikkeling van evenwichtsreacties en een verminderde doelmatigheid van de motoriek. Tevens is er vaak sprake van hypotonie en hypermobiliteit.

Er lijkt een specifiek ontwikkelingsprofiel te bestaan bij mensen met DS: de motorische mijlpalen worden later en met een grotere spreiding bereikt dan in de gewone bevolking. Ook de volgorde waarin motorische vaardigheden worden bereikt, verloopt anders dan bij kinderen zonder DS.

De motorische vaardigheid is een betere voorspeller voor zelfredzaamheid (zelfstandig kunnen eten, aankleden, verplaatsen, spelen, communiceren en sociale vaardigheden) dan het verbaal (talig) en performaal (ruimtelijke en praktische vaardigheden) mentaal niveau. Ook gezondheidsproblemen, cognitieve en sociale beperkingen spelen een rol in de motorische ontwikkeling. Belangrijk is het stimuleren van activiteiten in het dagelijks leven, spel en sport, naast de op ontwikkeling gerichte (kinder)fysiotherapie.

Afwijkingen aan het bewegingsapparaat komen veel voor, hoofdzakelijk door de zwakte van het steunweefsel (bindweefsel). Een en ander leidt tot symptomen van algemene bandslapte (hyperlaxiteit; bij 80 %) (Van den Heuvel et al. 2009; Lauteslager 2000).

1.3   Prevalentie/incidentie

Jaarlijks worden er circa 275 kinderen met het DS geboren in Nederland. De prevalentie is ongeveer 1 op 650 levend geborenen met wereldwijd grote lokale verschillen, afhankelijk van gemiddelde leeftijd van moeder en de beschikbaarheid en het gebruik van prenatale screeningsprogramma's. Sinds 1 april 2017 kunnen zwangere vrouwen in Nederland kiezen voor een NIPT (Niet-Invasieve Prenatale Test), een bloedonderzoek bij de zwangere waarbij via DNA getest wordt op DS en het Edwards- en Patausyndroom (resp. trisomie 18 en trisomie 13). De NIPT is nauwkeuriger dan de al langer bestaande combinatietest, die bestaat uit een (eenvoudiger) bloed- en een echo-onderzoek van het kind (www.onderzoekvanmijnongeborenkind.nl). Het voorkomen van dit syndroom is gerelateerd aan de leeftijd van de moeder: naarmate een zwangere ouder is, neemt de kans langzaam toe dat het kind aan het syndroom van Down lijdt.

Te weinig inname en/of een afwijking in de foliumzuurstofwisseling als gevolg van een bepaalde genmutatie (deze mutatie wordt vaker gevonden bij moeders van kinderen met DS dan in de algehele bevolking) kan een oorzaak van nondisjunctie zijn. Foliumzuursuppletie voorafgaand aan de conceptie verkleint niet alleen de kans op spina bifida, maar mogelijk ook de kans op DS (Eskes 2006).

Volgens schattingen van de Stichting Downsyndroom (SDS) hebben 12.500 mensen in Nederland DS, van wie de helft jonger is dan 18 jaar (De Graaf 2010). Over de periode 1997–2007 lijkt het aantal geboorten van kinderen met DS zich te stabiliseren: 11–16 per 10.000 geborenen (Werkgroep Downsyndroom 2013).

1.4 Bijkomende ziektebeelden

Bij mensen met DS komt een aantal lichamelijke en medische afwijkingen vaker voor. Onderkenning van dergelijke bijkomende problemen is belangrijk: veel ervan zijn namelijk goed behandelbaar. Op deze wijze kunnen onnodige extra belemmeringen worden voorkomen. Omdat een aantal afwijkingen verschijnselen geeft die ook zouden kunnen worden toegeschreven aan het hebben van DS op zich, is regelmatige preventieve screening op deze afwijkingen noodzakelijk (Braam et al. 2014; Coppus en Wagemans 2014; De Graaf 2010; Werkgroep Downsyndroom 2013).

- Hartafwijkingen: 40–60 % van de baby's met DS heeft een aangeboren hartafwijking (10–15 % hiervan zelfs ernstig). De meest voorkomende hartgebreken (45 %) zijn AVSD (Atrium Ventrikel Septum Defect) en VSD (Ventrikel Septum Defect). Minder voorkomend, maar wel ernstig, zijn de open ductus botalli en de tetralogie van Fallot (Braam et al. 2014).
- Afsluiting van de twaalfvingerige darm (duodenumatresie), afsluiting van de slokdarm (oesofagusatresie), afsluiting van de anus (anusatresie) en fistels aan de luchtpijp en slokdarm (tracheo-oesofageale fistels) zijn (na de hartafwijkingen) de meest voorkomende aangeboren afwijkingen (10–15 %). Behandelingen zijn operatief (Cassidy en Allanson 2010).
- Kinderen met DS die een operatie hebben ondergaan in verband met een oesofagusatresie, hebben vaak problemen met leren eten en drinken door een tekort aan ervaring (latere start van orale voeding), negatieve ervaringen (meer spugen), maar ook ten gevolge van de slechte motiliteit van de slokdarm en mogelijke vernauwingen. Een achalasie (bewegingsstoornis) van de onderste slokdarmsfincter of een beperkte motiliteit van de slokdarm kan voorkomen bij zowel kinderen als volwassenen met DS. Deze problemen kunnen in de loop van de jaren gepaard gaan met duidelijke gedragsproblemen rondom het eten. Bij eetproblemen kan onder andere gebruik worden gemaakt van 'sensorische integratie'-therapie, gebaseerd op sensomotorische informatieverwerking. Eenvoudig gezegd is sensorische informatieverwerking het vermogen om informatie vanuit de wereld om hem heen en vanuit zijn lichaam op te nemen, te selecteren en de verschillende stukjes informatie met elkaar te verbinden, zodat desbetreffende persoon er op de juiste manier op kan reageren (website Nederlandse stichting sensorische informatieverwerking. Daarnaast is het belangrijk om somatische problemen uit te sluiten.
- Gastro-oesofageale refluxziekte (GORZ) komt vaak voor als gevolg van een (hiatus) hernia diafragmatica (middenrifbreuk) of verstoorde maaglediging. Door reflux van voeding en maagzuur kan dit pijn (op de borst), misselijkheid, dysfagieklachten en slechter eten (door het gevoel van een brok in de keel) tot gevolg hebben. Indien onbehandeld, kan het ontsteking van het onderste deel van de slokdarm veroorzaken en op termijn mogelijk verandering van het slijmvlies (Barrett-oesofagus) en een verhoogd risico op maligne ontaarding (Braam et al. 2014).

- (Chronische) obstipatie, mogelijk ten gevolge van hypotonie van de buikspieren en verstoorde darmmotiliteit. Ook kan de chronische obstipatie veroorzaakt worden door hypothyreoïdie, de ziekte van Hirschsprung, coeliakie, medicatie (bijwerkingen) of te weinig lichaamsbeweging.
- Ziekte van Hirschsprung, waarbij de zenuwen die voor de peristaltiek van (een deel van) het colon zorgen, niet aanwezig zijn of niet goed functioneren. Dit leidt tot vertraagde meconiumlozing bij de pasgeborenen met DS, obstipatie, braken en uiteindelijk tot een bolle buik door een vergroot colon (megacolon congenitum = aangeboren vergroting van de dikke darm).
- Schildklierfunctiestoornissen (aangeboren en verworven) komen vaker voor: hypothyreoïdie (klinische en subklinische): 30–50 % van de kinderen/ adolescenten en 10–20 % van de volwassenen met DS heeft een traag werkende schildklier, met als gevolg een tragere groei, huidaandoeningen, obstipatie, een gebrekkige ontwikkeling van de hersenen en obesitas. Hyperthyreoïdie komt ook vaker voor (2,5 %) dan in de gewone populatie.
- Kinderen met DS hebben een verhoogde kans van 5–8 % op coeliakie (= glutenovergevoeligheid). Dit risico is ruim tien keer zo groot als in de totale bevolking. Coeliakie leidt weer tot een groter risico op botontkalking (osteoporose); 20 % van de kinderen met DS en coeliakie heeft geen symptomen van coeliakie (silent coeliac disease). De ziekte begint niet altijd op kinderleeftijd, verloopt vaak lange tijd subklinisch en kan pas op volwassen leeftijd manifest worden. Op volwassen leeftijd is de prevalentie van coeliakie echter niet verhoogd (Carnicer et al. 2001).
- Diabetes mellitus type I komt bij mensen met DS ruim vier keer vaker voor dan in de algehele populatie. Met het verhoogde risico op obesitas bestaat er wellicht ook een verhoogd risico op DM II, maar hierover zijn geen gegevens bekend (Bergholdt et al. 2006).
- Oor- en gehoorproblemen: een nauwe gehoorgang die daardoor snel verstopt raakt. Dit zorgt weer dat er sneller een (midden)oorontsteking en lijmoor (otitis media met effusie) ontstaat, waarbij zich vocht ophoopt in het middenoor, geleidingsslechthorendheid.
- Mogelijk vanwege het slechte gehoor en door de hypotonie van de mond en aangezichtsspieren hebben veel DS-patiënten een (zeer) slechte ontwikkeling van de spraak.
- Oog- en visusproblemen: 40–60 % van de DS-kinderen tussen 2 maanden en 19 jaar oud heeft één of meer oogafwijkingen. Kinderen met het syndroom van Down blijken daarnaast vaak het bacteriedodend enzym lysozym in het traanvocht te missen, waardoor ze eerder last hebben van oogontsteking. Hierbij speelt echter ook (het gebrek aan) hygiëne soms een belangrijke rol, bijvoorbeeld met vieze handen door de ogen wrijven. Bij het ouder worden gaan gehoor en visus sneller achteruit, en hebben DS-patiënten meer dan gemiddeld last van staar, ouderdomsverziendheid en netvliesproblemen.
- Osteoporose komt bij mensen met DS vaker én op jongere leeftijd voor. Verminderde testosteronproductie, vroege menopauze, vaker gebruik van anti-epileptica en immobiliteit kunnen een rol spelen bij het ontstaan ervan.

- Mensen met DS zijn gevoeliger voor pulmonale hypertensie. Dit betekent een verhoogde bloeddruk in de longslagaders, waardoor de vaatwanden geleidelijk aan verdikken en zelfs dichtgroeien. De gevolgen zijn vermoeibaarheid, snelle kortademigheid en cyanose (blauw kleuren van de huid), aanvankelijk alleen bij inspanning, maar bij toenemende ernst ook in rust.
- Afwijkingen van het immuunsysteem. Mensen met DS zijn gevoeliger voor infecties door een afwijkend functioneren van het immuunsysteem (kleinere thymus, minder en slechter functioneren van T-lymfocyten) en hebben een verhoogde kans op het krijgen van auto-immuunziekten.
- Luchtweginfecties: hoesten, verkoudheden, mede door het snel verstopt raken van slecht ontwikkelde neusbijholten, maar ook door het verstoorde immuunsysteem. Gevolg is meer mondademhaling, tongprotrusie en een grotere kans op lip- en mondhoekkloofjes en infecties. Luchtweginfecties bij ouderen met DS verlopen ernstiger en genezen trager dan bij mensen zonder DS.
- Bloedtests leveren vaker dan normaal afwijkende waarden op die niet op een ziekte wijzen: ureum, creatinine en urinezuur zijn vaker verhoogd, zonder dat dit wijst op een nieraandoening. Ook zijn de rode bloedcellen iets groter dan normaal. Bij de geboorte is er soms sprake van hyperviscositeit (stroperigheid) van het bloed en ook op latere leeftijd komt een verhoogd hemoglobinegehalte vaker voor.
- Epilepsie komt bij 6–8 % van de kinderen met DS voor en heeft een trifasische leeftijdsverdeling: bij jonge kinderen vaak absences en in 30 % van de gevallen het syndroom van West (meestal beginnend rond 6–8 maanden met de kenmerkende salaamkrampen), rond 30–40 jaar kunnen tonisch-clonische aanvallen ontstaan en bij ouderen wordt meer epilepsie gezien door de ziekte van Alzheimer.
- Vroegtijdige veroudering en meer risico op de ziekte van Alzheimer, de meest voorkomende vorm van dementie. Alzheimer kan vanaf het 35–40e levensjaar optreden. De prevalentie is 8 % in de leeftijdsgroep 35 tot 45 jaar, neemt toe tot 55 % in de leeftijdsgroep tot 60 jaar en stijgt tot 75 % onder 60-plussers. De lokalisatie van het Alzheimer-gen (amyloïdprecursorproteïne; APP) op chromosoom 21 (locus21q22) duidt op een oorzakelijk verband met DS. De dementie gaat vrijwel altijd gepaard met korte, onvrijwillige samentrekkingen van een spier of groep spieren (myoklonieën), die het functioneren ernstig beperken en die vrijwel niet reageren op anti-epileptica of andere medicatie. De dementie ontstaat niet alleen op jongere leeftijd, maar heeft meestal ook een sneller beloop.
- Medicatie bij dementie (dementieremmende medicatie, zoals acetylcholinesteraseremmers) wordt nauwelijks toegepast en lijkt bij mensen met het syndroom van Down ook niet echt effectief. Bijkomend probleem is dat deze middelen vooral bij een beginnende dementie helpen en het bij mensen met DS vaak lastig is om de diagnose tijdig te stellen.
- Verhoogd risico op depressies.

1.5 Antropometrie

1.5.1 Lengte/groeicurve

Nederlandse kinderen met DS hebben een specifiek groeipatroon voor lengte. Ze zijn kleiner ten opzichte van de algemene Nederlandse populatie. Lichaamslengte en -gewicht zijn bij de geboorte 2–4 SD onder het gemiddelde. De lengte blijft daarna 2–4 SD onder het gemiddelde en deze kinderen bereiken daardoor een kortere eindlengte dan de gemiddelde mens. Uiteindelijk zal de lichaamslengte van een jonge man met het DS variëren van ± 156 tot 174 cm (gem. ± 163 cm) en bij de jonge vrouwen van ± 148 tot 161 cm (gem. ± 152 cm). Dat betekent dat de gewone groeicurves voor hen niet geschikt zijn (Braam et al. 2014).

Er zijn speciale groeicurves voor kinderen met DS (www.TNO.nl; Gameren-van Oosterom 2010). Voor kinderen met DS is ook een passende berekening van de Target Height (TH) beschikbaar. Ook bestaan er Amerikaanse groeicurves bij DS. Die liggen echter lager dan de Nederlandse curves, omdat Amerikaanse kinderen over de hele lijn kleiner zijn dan de Nederlandse. Deze curves zijn daarom niet bruikbaar voor Nederlandse kinderen.

1.5.2 Gewicht/BMI

De body mass index (BMI) is hoger dan gemiddeld. Kinderen met DS in Nederland hebben twee keer zo vaak overgewicht als kinderen zonder DS: 26 % van de jongens met DS en 32 % van de meisjes. Van obesitas (ernstig overgewicht) is sprake bij 4 % van de jongens en 5 % van de meisjes. Overgewicht bij kinderen met DS is al vanaf jonge leeftijd (2–6 jaar) aanwezig. Om die reden zijn preventie en vroegtijdige voedingsadviezen of (dieet)behandeling geïndiceerd (Gameren-van Oosterom 2010).

Mogelijke determinanten van obesitas bij DS: verhoogde leptinesecretie bij kinderen met DS, een lager basaal-rustmetabolisme bij kinderen met DS, comorbiditeit zoals hypothyreoïdie, medicatie (bijv. bepaalde antidepressiva, antipsychotica en anti-epileptica), obstructief slaapapneusyndroom, te veel of verkeerd eten (te hoge energie-inname) en te weinig lichaamsbeweging (Bertapelli et al. 2016).

Uit onderzoeken blijkt soms een lagere energiebehoefte bij kinderen met DS. Andere onderzoeken spreken dit echter weer tegen. (Zie verder onder 'par. 1.6'.)

Een gezonde leefstijl met goede volwaardige (relatief caloriearme) voeding wordt aangeraden in combinatie met het aanmoedigen van meer recreatieve en sportieve activiteiten. (Zie verder onder 'par. 1.6'.)

1.6 Behandeling en voedingsinterventies

1.6.1 Energiebehoefte

De energiebehoefte voor mensen met het syndroom van Down kan niet goed worden berekend met behulp van de gangbare methodieken, zoals de WHO-formule of de formule van Harris & Benedict voor volwassenen en die van Schofield voor kinderen (Kruizenga en Wierdsma 2014). Deze formules geven slechts een indicatie; de werkelijke energiebehoefte zal op basis van ervaring en door het vervolgen en evaluatie van het lichaams-/gewichtsverloop tijdens de behandeling kunnen worden vastgesteld. Practice-based ligt de energiebehoefte altijd een stuk lager dan bij mensen zonder DS.

Uit sommige onderzoeken blijkt een lagere energiebehoefte bij kinderen met DS (Hill et al. 2013; Luke et al. 1994). Andere onderzoeken spreken dit echter weer tegen (Braam et al. 2014; Schapiro en Rapoport 1989). Over de mogelijke oorzaak van een lagere energiebehoefte, bestaan ruwweg drie theorieën:

1. Vanwege leptineresistentie (leptine is een hormoon dat de eetlust remt). De rol van leptinesecretie in het ontstaan van overgewicht bij kinderen met DS is onduidelijk. Een enkele studie toont dit aan. Ook is onduidelijk of er een oorzakelijk verband is tussen de leptinesecretie en de hoge prevalentie van overgewicht onder kinderen met DS.
2. Vanwege een verlaagd basaalmetabolisme. In enkele studies is onderzocht of het basaalmetabolisme van kinderen met DS anders is dan dat van kinderen uit de algemene populatie. Sommige studies vinden een lager basaalmetabolisme (circa -15%), maar andere studies ontkrachten dit weer. Het is niet duidelijke of dit een rol speelt in het gewichtspatroon van kinderen met DS.
3. Kinderen met DS zijn vaak minder lichamelijk actief vanwege de neiging tot een passieve levensstijl, immobiliteit of een beperkte mobiliteit. Deze passievere levensstijl kan een belangrijke rol spelen bij een verlaagd energieverbruik. Daarnaast hebben sommige kinderen met DS geen rem bij het eten: zij eten door terwijl hun lichaam eigenlijk al lang voldoende voedingsstoffen heeft gehad.

Goede voeding bij kinderen met DS zal in ieder geval een hoge voedingswaarde, zoals relatief veel vitaminen, moeten hebben in combinatie met relatief weinig calorieën. Voor kinderen met het syndroom is het dan ook extra belangrijk om gezond en gevarieerd te eten en om zo voldoende voedingsstoffen binnen te krijgen. Onderzocht wordt of extra vitaminen en mineralen een gunstig effect hebben. Er is echter nog geen eensluidend advies over het wel of niet geven ervan.

Een praktisch hulpmiddel bij de behandeling van overgewicht bij mensen met DS kan het Happy Weight Stippenplan zijn (of onderdelen hieruit) (https://tinyurl.com/y4ts4fds). Dit programma is gebaseerd op vier pijlers: voeding, beweging, gedrag en intensieve participatie van ouder/begeleider/cliëntsysteem. Het is een visueel programma over voeding in plaatjes en calorieën in stippen. De stippen hebben een bepaalde kleur: groen is gezond en oranje minder gezond. Niets is verboden, dus rood wordt niet gebruikt. Het is belangrijk om de communicatie positief en helder te houden. Nuancering als 'af en toe een ijsje' werkt niet, want wat wordt bedoeld met 'af en toe'? Beter is het om het advies concreet te maken: 'Op zaterdag mag je één ijsje.' Het is daarbij ook erg belangrijk dat de omgeving bij de behandeling betrokken wordt.

1.6.2 Dieetbehandelingsrichtlijnen

Voor de ziektebeelden die bij DS voorkomen, kunnen de normale dieetbehandelingsrichtlijnen per ziektebeeld worden aangehouden (www.dieetbehandelingsrichtlijnen.nl).

De meest opvallende voedingsproblemen bij DS, zijn bij baby's en peuters vaak een slechtere intake vanwege hypotonie en het afwijkend kauwpatroon, waardoor borstvoeding en/of flesvoeding en de latere orale hapjes moeizamer gaan. Door onvoldoende voedselinname kan 'failure to thrive' ontstaan. Multidisciplinaire samenwerking van een (pre)logopedist, lactatiedeskundige, diëtist (VG) en (kinder)arts is belangrijk.

(Gastro-oesofagaele) reflux, obstipatie, onder- of juist overgewicht, coeliakie, osteoporose, diabetes mellitus type I en bij overgewicht type II zijn ziektebeelden die bij DS vaker voorkomen. Daarnaast kunnen gedragsproblematiek en vroegtijdige dementie de voedingsinname beïnvloeden. In tab. 1.1 is de meest voorkomende voedingsproblematiek bij DS uitgewerkt.

1.7 Extra aandachtspunten

Naast de specifieke aan het syndroom van Down gebonden klachten en voedingsproblematiek, vraagt ook de omgang met deze cliënten het nodige van de diëtist. Hoe ga jij om met cliënten met DS en hun omgeving? Welke uitdagingen zijn er? Zijn er praktische handvatten?

1.7.1 Kenmerkend gedrag en gedragsproblemen

Het is tegenwoordig duidelijk dat oude stereotypen, zoals 'mensen met DS zijn altijd goed gehumeurd, vrolijk, aanhankelijk, maar wel koppig en eigenwijs' lang niet altijd in overeenstemming zijn met de realiteit. Deze mensen hebben dezelfde variaties in stemming, humeur en gedrag als anderen.

Tabel 1.1 Voedingsproblematiek bij DS (EB = evidence-based, PB = practice-based[a])

voedingsproblematiek	(dieet)behandeling[b]	EB/PB[a]
borstvoeding		
borstvoeding bij baby's	DS is een indicatie om borstvoeding te promoten	EB en PB
minder effectief drinken en snellere vermoeidheid door de lage spierspanning (hypotonie). Door de vorm van de tong en de mond, meer moeite met het vasthouden van de tepel. Aan de borst in slaap vallen en zich niet melden voor een volgende voeding	adviezen: (pre)logopedie en/of lactatiedeskundige t.a.v. de wijze van aanleggen en houding bij het drinken aan de borst (Engel-van den Hoek 2005)	EB en PB
borstvoeding (BV) verdient de voorkeur bij kinderen met DS, niet alleen om psycho-emotionele redenen of de voordelen van de immuniteitsopbouw, maar juist vanwege de stimulatie van de mondmotoriek	voedingsadvies baseren op zowel lichaamsgewicht/groeicurves als mondmotorische ontwikkeling van het kind (Kaat-van den 2007)	EB
flesvoeding bij baby's: zie problemen met borstvoeding	zie hierboven, maar ook gebruik van juiste soort speen is belangrijk	PB
	(pre)logopedisch advies over het gebruik van soort speen/fles (Engel-van den Hoek 2005)	EB en PB
failure to thrive		
failure to thrive (wanneer het kind significant naar beneden afwijkt in de groeicurve bij DS van de verwachte waarden wat betreft gewicht of lijn van gewichtstoename naar lengte)	korte frequente voedingen zijn effectiever dan lange voedingen minder vaak	EB en PB
	moeder in een meer achteroverleunende positie, zodat het hoofdje en de nek van de baby hoger zijn dan de tepel	PB
	ook kan de baby in de 'onder-de-arm houding' (in plaats van liggen op de zij) juist meer rechtop zitten, waardoor aan happen gemakkelijker wordt	PB
	wanneer de baby bij het aanhappen de tong omhoogduwt tegen het gehemelte, is het extra belangrijk om met de tepel de onderlip te stimuleren. Lichte druk op de kin kan helpen	PB

Tabel 1.1 Voedingsproblematiek bij DS (EB = evidence-based, PB = practice-based[a]) (vervolg)

voedingsproblematiek	(dieet)behandeling[b]	EB/PB[a]
sondevoeding		
sondevoeding bij baby's	soort en hoeveelheid (kinder) sondevoeding aanpassen aan de gewichts-/groeicurves van het kind en eventuele comorbiditeit	EB en PB
vanwege de sondevoeding mist de baby de motorische ervaring van het drinken en de sensorische ervaring van het voelen dat er iets in de mond komt, waardoor het aanvankelijke hongergevoel niet gekoppeld wordt aan het (langdurig) drinken	(pre)logopedische ondersteuning: – bij het geven van sondevoeding (in bolus) gelijktijdig op een speentje laten zuigen – hierna bij elke te geven sondevoeding proberen iets te laten drinken – wanneer drinken niet gaat (vanaf 3 mnd.): met lepeltje (ingedikt)	EB en PB
problemen bij afbouw sondevoeding, overgang naar oraal voedsel	multidisciplinaire aanpak: diëtist, logopedist, gedragskundige. Indien nodig specifieke eettherapie	EB en PB
afwijkend kauwpatroon		
vaak is er een afwijkend kauwpatroon doordat de tong meer voor-achterwaarts beweegt dan links-rechts	(pre)logopedische ondersteuning bij het geven van eten en drinken: – houding bij eten/drinken (rechtop houden of zitten bij het drinken/ eten) – verstoorde mondmotoriek (mondcontrole, versterken mond- en kaakspieren, lepelgewenning, aangepast eet- en drinkmateriaal) – soms eten en drinken verdikken: dikte afhankelijk van slikproblematiek (stage I, II of III)	EB en PB
ook zijn wang en lipspieren slapper, waardoor het moeilijker is om tijdens het slikken de lucht- of neusweg af te sluiten. Voedsel of vocht komt dan terug door de neus of loopt de luchtpijp in (aspiratie). Dit kan leiden tot longontsteking (aspiratiepneumonie)	aandacht voor voldoende vocht, voedingsvezels en vitaminen en mineralen (Weijerman 2013)	EB en PB
open mondgedrag met tongprotrusie		
open mondgedrag met tongprotrusie, waardoor niet goed gedronken, gekauwd en geslikt wordt	logopedische/prelogopedische ondersteuning met als doel het versterken van mond- en kaakspieren, het bevorderen van neusademhaling en op een goede manier leren drinken, kauwen en slikken	EB en PB

Tabel 1.1 Voedingsproblematiek bij DS (EB = evidence-based, PB = practice-based[a]) (vervolg)

voedingsproblematiek	(dieet)behandeling[b]	EB/PB[a]
kans op verslikken, waardoor luchtweginfecties kunnen ontstaan	aangepaste consistentie: gemalen, verdikte dranken of vocht (stage I, II of III)	PB
	gebruik aangepaste drinkbeker en/ of aangepast bestek (ergotherapie, logopedie)	EB en PB
	aandacht voor voldoende vocht, voedingsvezels, vitaminen en mineralen	EB
onvoldoende voedselinname		
kan leiden tot ondervoeding of failure to thrive	volgen van de groei	EB en PB
	specifieke (baby)voeding met hoge voedingstoffendichtheid	
	evt. afwijkende consistentie of via sonde (volledig of aanvullend)	EB en PB
hartafwijkingen, vaker groeistoornissen en tragere groei		
indien geen interventie, grote kans op hartfalen (Braam et al. 2014)	meerdere eet-/drinkmomenten, verdeeld over de dag	EB en PB
	voeding bij afbuigende groeicurve of groeiachterstand: – energie volgens ADH of energieverrijkt – eiwit volgens ADH of eiwitverrijkt – vocht; evt. vochtbeperkt bij hartfalen – evt. vitamine- en mineralensuppletie	EB en PB
tanden		
tanden komen later door (melk- en blijvend gebit) of blijken in aanleg te ontbreken	latere introductie vast voedsel (rond 12–20 maanden); zorgen voor volwaardige voeding	PB
minder kans op cariës (tandglazuur anders van samenstelling), echter meer kans op parodontale afbraak en parodontitis	goede (preventieve) mondhygiëne	EB en PB
	regelmatig mondhygiënist- en tandartsbezoek	EB

Tabel 1.1   Voedingsproblematiek bij DS (EB = evidence-based, PB = practice-based[a]) (vervolg)

voedingsproblematiek	(dieet)behandeling[b]	EB/PB[a]
tanderosie (door reflux dan wel frisdranken) in combinatie met bruxisme (tanden knarsen) kunnen snel glazuurschade aanrichten: doordat de glazuurkap dun is, komt het veel zachtere dentine gauw bloot te liggen	tanderosie voorkomen/beperken door: – beperken van het gebruik van zure dranken en zuur voedsel; alternatieven: water, melk, koffie (zonder suiker) of gewone thee (zonder suiker), dus géén vruchten- of kruidenthee – zure producten kort in de mond te houden: zure dranken evt. met een rietje drinken, niet rondspoelen in de mond – gebruik drie maaltijden per dag en daarnaast niet meer dan vier keer iets tussendoor – fluoride vertraagt het oplossen van tandglazuur: tanden tweemaal per dag poetsen met fluoridetandpasta – het oppervlak van tanden en kiezen wordt zachter door de inwerking van zuur; dus niet direct (1 uur) na het eten of drinken van zuur de tanden poetsen	EB en PB
gastro-oesofageale reflux		
baby	klachten bij ongecompliceerde reflux bij baby's kunnen worden beperkt door het verdikken van de voeding	PB
kind/volwassene	ruime inname voedingsvezels en vocht	PB
	beperken van vetconsumptie	PB
	kleinere porties en opvoeren van de maaltijdfrequentie	PB
	spreiding voeding over de dag	PB
	evt. staken gebruik van voedingsmiddelen die de druk van de onderste slokdarmsfincter verlagen, zuursecretie en/of zuurgraad	PB
	beperken alcoholconsumptie	PB
	bij te hoog gewicht: zie onder Overgewicht	PB
	verder leefregels als stoppen met roken, geen knellende kleding, niet direct gaan liggen na een maaltijd, hoofdeinde van het bed in een hoek 30–35°, voldoende lichaamsbeweging	PB

Tabel 1.1 Voedingsproblematiek bij DS (EB = evidence-based, PB = practice-based[a]) (vervolg)

voedingsproblematiek	(dieet)behandeling[b]	EB/PB[a]
(chronische) obstipatie		
habitueel, primair, secundair, t.g.v. mobiliteits-stoornissen/hypotonie bij hardnekkige problemen dient de ziekte van Hirschsprung te worden uitgesloten alsook hypothyreoïdie, maar ook coeliakie kan zich presenteren met obstipatie als gevolg van medicatie (bijv. psychofarmaca) of misbruik van laxantia	voedingsvezelverrijkt: 30 à 40 g/dag (oplosbaar en onoplosbaar). In het begin kan er mogelijk een toename zijn van buikklachten, geleidelijk ophogen voedingsvezels	EB en PB
	voldoende vocht bij voedingsvezelverrijking: 2–2½ liter vocht	EB en PB
	lichaamsbeweging stimuleren: minimaal een halfuur dagelijks; indien dat niet mogelijk/haalbaar is, zoveel als haalbaar is	PB
	regelmatig eten; het ontbijt is erg belangrijk	PB
	gehoor geven aan aandrang; een glas water of kop koffie kan helpen op de nuchtere maag	PB
	vet: volgens voedingsnormen 20–40 en% bij een normaal gewicht en 20–35 en% bij een te hoog gewicht	EB en PB
	werking van pre- en probiotica is nog onvoldoende bewezen; dit individueel uitproberen	PB
infecties		
met als gevolg algehele malaise, braken, diarree, gewichtsverlies en mogelijk verlies van eetlust	meerdere eet- en drinkmomenten, verdeeld over de dag	PB
	aandacht voor voldoende vocht (≥ 2 liter en verliezen door braken/diarree) en mineralen; bij gewichtsverlies mogelijk energie- (en eiwit)verrijking	EB en PB
	vitamine- en mineralensuppletie	EB en PB
	bij diarree: evt. lactose- en saccharosebeperkt	PB
	bij kinderen: evt. ook fructosebeperkt	PB
	streven naar voldoende vet, voedingsvezels en vocht volgens *Richtlijnen Goede Voeding*	EB en PB

Tabel 1.1 Voedingsproblematiek bij DS (EB = evidence-based, PB = practice-based[a]) (vervolg)

voedingsproblematiek	(dieet)behandeling[b]	EB/PB[a]
overgewicht/obesitas		
mogelijke determinanten van obesitas zouden kunnen zijn: – verhoogde leptinesecretie bij kinderen met DS – lager basaal-/rustmetabolisme bij kinderen met DS	*Richtlijnen Goede Voeding* of beperking van producten met hoge energiedichtheid en/of portiegrootte of energiebeperkt dieet (dieetadvies visueel maken)	EB en PB
– comorbiditeit, zoals hypothyreoïdie	regelmatig eetpatroon	EB en PB
– (bepaalde) medicatie	aanpassing leefstijl en stimuleren van beweging	EB en PB
– obstructief slaapapneusyndroom – te veel of verkeerd eten (te hoge energie-intake) – te weinig lichaamsbeweging	Happy Weight Stippenplan	EN en PB
osteoporose (botontkalking) (Braam et al. 2014)		
	calcium: 1.000–1.200 mg afhankelijk van leeftijd en geslacht. Bij coeliakie, levercirrose en vetresorptiestoornissen bij inflammatoire darmziekten: 1.500 mg	EB en PB
	Richtlijnen Goede Voeding met extra aandacht voor vitamine D en calcium	EB en PB
	eiwit: volgens aanbevolen hoeveelheid	EB en PB
	aandacht voor matig gebruik van natrium, alcohol, cafeïne en oxaalzuur	EB en PB
	verder aandacht voor het stimuleren van botbelastend bewegen en het dagelijks buiten zijn (15–30 min.; tussen 11:00–15:00 uur met in ieder geval het hoofd en de handen onbedekt in de zon i.v.m. de aanmaak van vitamine D)	EB en PB

Tabel 1.1   Voedingsproblematiek bij DS (EB = evidence-based, PB = practice-based[a]) (vervolg)

voedingsproblematiek	(dieet)behandeling[b]	EB/PB[a]
coeliakie (glutenovergevoeligheid)		
dit gaat vaak samen met lactose-intolerantie en osteoporose screeningsrichtlijnen NVK bij DS en (het vermoeden van) coeliakie: – screening kan door bepaling van HLA-DQ2 en HLA-DQ8: – indien HLA-DQ2 of HLA-DQ8 negatief is, stopt de screening; – indien HLA-DQ2 en/of HLA-DQ8 positief is of niet verricht is, wordt vanaf het tweede levensjaar – na minimaal 6 maanden gluten-intake – het totaal IgA en IgA tTGA bepaald; – daarna zal elke twee jaar IgA, tTGA herhaald worden	glutenvrij dieet (evt. ook tarwezetmeelvrij): vrij van tarwe, rogge, gerst, spelt en kamut en producten hiervan bereid; glutenvrije producten dienen ook niet te zijn gecontamineerd met gluten	EB en PB
	Richtlijnen Goede Voeding	EB en PB
	energie volgens behoefte bij groeiachterstand, verminderde voedingstoestand of ondergewicht,	EB en PB
	voedingsvezel, jodium, vitamine B_1, foliumzuur, vitamine B_{12}, ijzer, calcium en vitamine D volgens adviezen Gezondheidsraad	EB en PB
	bij evt. lactose-intolerantie: lactosebeperkt of lactosevrij dieet	EB en PB
	extra aandacht voor voldoende vitamine B_2 en calcium en vitamine D en calcium (ter preventie/behandeling osteoporose)	EB en PB
diabetes mellitus type I (bij overgewicht ook type II)		
	dieet bij DM I of II en/of medicamenteuze therapie	EB en PB
	aanpassing leefstijl en stimuleren van beweging	EB en PB
	niet roken of stoppen met roken	EB en PB
	gewichtsreductie bij te hoog gewicht	EB en PB
autisme		
autisme en de invloed op voeding en het voedingsgedrag	volwaardige voeding afgestemd op eetproblemen (adviezen verstrekken in samenwerking met de gedragskundige)	PB
voeding als communicatie- en/of machtsmiddel	extra info: – *autisme en eetproblemen* (Fondelli 2016) – *geef me de vijf*: methode met praktische handvatten bij de opvoeding en begeleiding van kinderen met autisme (Bruin 2009)	PB

Tabel 1.1 Voedingsproblematiek bij DS (EB = evidence-based, PB = practice-based[a]) (vervolg)

voedingsproblematiek	(dieet)behandeling[b]	EB/PB[a]
ziekte van Alzheimer/depressie		
de ziekte van Alzheimer (en ook bepaalde medicatie hierbij) heeft invloed op de inname van eten en drinken, geeft een grotere kans op ondervoeding en een verhoogd risico op decubitus in het eindstadium van Alzheimer depressie heeft invloed op de inname van eten en drinken en vergroot de kans op ondervoeding	*Richtlijnen Goede Voeding* met dieet- en consistentieadviezen op maat is de basis	EB en PB
	optimalisering van macro- en micronutriënten, zoals vitamine B_{12}, vitamine B_6, foliumzuur, calcium, ijzer en zink	EB en PB
	vochtinname van minimaal 1,7 liter per dag	EB en PB
	voldoende lichaamsbeweging	EB en PB
	aandacht voor gewichtsverloop	EB en PB
	bij gewichtsverlies/decubitus mogelijk energieverrijking en eiwitverrijking d.m.v. voedingsmiddelen met een hoge voedingsstoffendichtheid en/of aanvullende drinkvoeding	EB en PB
	faaltijdfrequentie: frequent kleine maaltijden (6–8 eetmomenten per dag)	EB en PB
	dieetadvies in beeldvorm (in samenwerking met de gedragskundige)	EB en PB
visusbeperking		
door visusbeperking slechter eten en drinken	ergotherapeutische ondersteuning, aanpassing eet- en drinkmateriaal (bijv. werken met kleuren, rood bord op licht tafellaken)	PB

[a] Voor uitgebreidere uitleg zie *Informatorium Voeding & Diëtetiek* 'Evidence-Based Diëtetiek' dr. N.M. de Roos, september 2014.

[b] Gebaseerd op: www.dieetbehandelingsrichtlijnen.nl; www.artsenwijzerdietetiek.nl.

Enkele gedragsproblemen komen echter vaker voor: impulsiviteit, koppigheid, overmatig aandacht vragen, concentratieproblemen, snel afgeleid zijn en psychiatrische problemen, zoals. ASS (autismespectrumstoornis 5–10 %), ADHD (6–8 %), klinische depressie, oppositioneel opstandige stoornis (OD) en obsessief-compulsieve stoornis (OCD). Het is belangrijk om bij gedragsproblemen of psychiatrische problemen altijd na te gaan of er onderliggende lichamelijke problemen aan ten grondslag liggen. Een achterstand in taal- en spraakontwikkeling, gehoorproblemen, slaapstoornissen en buikpijn door obstipatie zijn voorbeelden van lichamelijke problemen die het gedrag (negatief) kunnen beïnvloeden.

Autisme komt bij 5–10 % van de mensen met DS voor. Bij een beperkt aantal hiervan is er tevens sprake van het optreden van tics in de vorm van het syndroom van Gilles de la Tourette (1,2 %) (Braam et al. 2014; Lauteslager 2000).

1.7.2 Communicatie

De spraak van mensen met het Downsyndroom wordt, behalve door het niveau van functioneren en motorische problemen, vaak belemmerd door het hoge gehemelte, een (relatief) grote tong en gehoorstoornissen. Voor de spraak- en taalontwikkeling is een goed gehoor essentieel, dus ook bij een slecht gehoor kunnen communicatieproblemen ontstaan. Bij DS is sprake van een vertraagde spraak- en taalontwikkeling, wat bijdraagt aan de vertraagde cognitieve, mentale en sociale ontwikkeling. Ook het taalbegrip en praten kunnen bij deze groep mensen sterk variëren.

Vroege logopedische begeleiding voor kinderen met DS is van groot belang om de mondmotoriek optimaal te ontwikkelen, eetproblemen te voorkomen en de spraak-taalontwikkeling te stimuleren. Totale communicatie in de vorm van Nederlands met gebaren en het gebruik van visuele ondersteuning (in de vorm van foto's, picto's en geschreven taal) dragen sterk bij aan de spraak- en taalontwikkeling van deze kinderen (Coppus en Wagemans 2014).

1.7.3 Niveau van functioneren

Tijdens de eerste levensjaren blijkt dat de cognitieve, lichamelijke en motorische ontwikkeling vertraagd verlopen. Oogcontact is bijvoorbeeld vertraagd. De meeste kinderen met DS kunnen op de leeftijd van 2½ tot 3 jaar lopen. De verstandelijke beperking varieert sterk van IQ 20–80. Het niveau van functioneren wordt echter niet alleen bepaald door het feitelijke IQ, maar ook door belemmerende comorbiditeit, zoals eerder benoemd.

De motorische vaardigheid is een betere voorspeller voor de zelfredzaamheid dan het performaal mentaal niveau. Zowel de grove als de fijne motorische ontwikkeling is uiteindelijk meestal in overeenstemming met het cognitieve niveau van functioneren. De visuele informatieverwerking, het taalbegrip en de nonverbale communicatie zijn relatief goed ontwikkeld.

Het niveau van de te bereiken schoolse vaardigheden en de dagelijkse praktische vaardigheden is in belangrijke mate afhankelijk van goed onderwijs en deelname aan het 'gewone' leven en gerichte stimulatie (early intervention) (Werkgroep Downsyndroom 2013).

1.7.4   Downsyndroomteam en Downpoliklinieken

Kinderen en volwassenen met DS hebben levenslange zorgbehoefte. Gecoördineerde zorg is belangrijk en leidt tot gezondheidswinst. Er zijn Downsyndroomteams en/of Downpoliklinieken (Downteams en/of Downpoli's) voor kinderen (18−) en voor volwassenen (18+). In beide multidisciplinaire teams zitten specialisten op allerlei aandachtsgebieden bij DS. DS-kinderen tot 10 jaar bezoeken deze poli minimaal jaarlijks, kinderen ouder dan 10 jaar en volwassenen minimaal één keer per twee jaar. Tijdens zo'n bezoek kunnen op één dag alle specialisten geconsulteerd worden om te onderzoeken waar het lichaam of de ontwikkeling mogelijk hapert. Bij problemen staan de teams klaar om alle invalshoeken die mogelijkerwijs een rol spelen bij de klachten, te bekijken. De specialisten bespreken de verschillende onderzoeken van één cliënt gezamenlijk (Healthwatch-programma).

De transitie van jongeren met DS en hun ouders/verzorgers van pediatrische hulpverlening naar hulpverlening voor volwassenen is een taak voor de kinderarts en de arts voor verstandelijk gehandicapten (AVG). De meeste volwassenen met DS zijn voor de directe medische zorg echter frequent aangewezen op hun huisarts. Volwassenen met DS kunnen hun gezondheidsklachten vaak moeilijk verwoorden; daarom is alertheid van de arts geboden. Waar de expertise van de huisarts tekortschiet kan deze een verwijzing schrijven voor de AVG in de Downpoli voor volwassenen (18+) of naar een AVG-polikliniek (zie www.NVAVG.nl). Meer informatie over Downpoli's in Nederland is te vinden op de SDS-site (www. downsyndroom.nl Downteams).

Literatuur

Bergholdt R, Eising S, Nerup J, Pociot F. Increased prevalence of Down's syndrome in individuals with type 1 diabetes in Denmark: a nationwide population-based study. Diabetologia. 2006;49:1179–82.

Bertapelli F, Pitetti K, Agiovlasitis S, Guerra-Junior G. Overweight and obesity in children and adolescents with Down syndrome – prevalence, determinants, consequences, and interventions: a literature review. Res Dev Disabil. 2016;57:181–92.

Braam W, Van Duinen-Maas MJ, Festen DAM, Van Gelderen I, Huisman SA, Tonino MAM. Medische Zorg voor patiënten met een verstandelijke beperking. Houten: Prelum Houten; 2014. pag. 449–60.

Bruin C. Geef me de 5. Doetinchem: Graviant Publishers; 2009.

Carnicer J, Farre C, Varea V, Vilar P, Moreno J, Artigas J. Prevalence of coeliac disease in Down's syndrome. Eur J Gastroenterol Hepatol. 2001;13:263–7.

Cassidy SB, Allanson JE. Management of genetic syndromes. 3rd edition. Hoofdstuk 23 Down syndrome. New Jersey: Wiley-Blackwell; 2010. pag. 309–35.

Coppus T, Wagemans A. De zorg voor volwassenen met Downsyndroom. Huisarts Wet. 2014;57(8):420–4.

De Graaf E. Medische aspecten bij Downsyndroom, Down + Up 92. Meppel: SDS; 2010.

Engel-van den Hoek L. Downsyndroom en slikken. Problemen in de orale, faryngeale en oesofageale fase van het slikken. Tijdschr Logopedie Foniatrie. 2005;77:374–9.

Eskes TKAB. Abnormal folate metabolism in mothers with Down syndrome offspring: review of the literature. Eur J Obstet Gynecol Reprod Biol. 2006;124(2):130–3.

Fondelli T. Autisme en eetproblemen. Amsterdam: Uitgever Lannoo Campus; 2016.

Gameren-van Oosterom HBM. Downsyndroom groeistudie. Leiden: TNO; 2010.

Hill DL, Parks EP, Zemel BS, Shults J, Stallings VA, Stettler N. Resting energy expenditure and adiposity accretion among children with Down syndrome: a 3-year prospective study. Eur J Clin Nutr. 2013;67(10):1087–91.

Kaat-van den Os D. Samen leren communiceren. Het effect van gebaren op de woordontwikkeling bij kinderen met Downsyndroom. Logopedie Foniatrie. 2007:7/8.

Kruizenga H, Wierdsma N. Zakboek diëtetiek. Amsterdam: VU uitgeverij; 2014.

Lauteslager PEM. Kinderen met het syndroom van Down; motorische ontwikkeling en behandeling. Amersfoort: 's Heeren Loo Zorggroep; 2000.

Luke A, Roizen NJ, Sutton M, Schoeller DA. Energy expenditure in children with Down syndrome: correcting metabolic rate for movement. J Pediatr. 1994;125(5 Pt 1):829–38.

Schapiro MB, Rapoport SI. Basal metabolic rate in healthy Down's syndrome adults. J Ment Defic Res. 1989;33:211–9.

Van den Heuvel ME, De Jong I, Lauteslager PE, Volman MJM. Responsiveness of the test of basic motor skills of children with Down syndrome. Phys Occup Ther Pediatr. 2009;29:71–85.

Weijerman ME. De zorg voor Kinderen met Downsyndroom. Huisarts Wet. 2013;10:534–9.

Weijerman ME, Van Furth AM, Vonk Noordegraaf A, Van Wouwe JP, Broers CJ, Gemke RJ. Prevalence, neonatal characteristics, and first-year mortality of Down syndrome: a national study. J Pediatr. 2008;152(1):15–9.

Werkgroep Downsyndroom, sectie Erfelijke en Aangeboren aandoeningen van de NVK, aangevuld met leden van de NVAVG en AJN. Een update van de multidisciplinaire richtlijn voor de medische begeleiding van kinderen met het Downsyndroom. Leiden: TNO; 2011 (laatste tekstuele wijziging 20-11-2013). (Website: www.nvk.nl/Portals/0/richtlijnen/downsyndroom/downsyndroom.pdf; laatst geraadpleegd juli 2018).

Relevante websites

www.artsenwijzerdietetiek.nl.

www.cdc.gov/ncbddd/birthdefects/downsyndrome/growth-charts.html (Amerikaanse groeicurves bij Syndroom van Down).

www.cyberpoli.nl/downsyndroom.

www.dieetbehandelingsrichtlijnen.nl.

www.dietistvg.nl.

www.downsyndroom.nl (Stichting Downsyndroom).

www.down-syndrome.org.

www.downsyndromenutrition.com (website van Joan Guthrie Medlen, gespecialiseerd diëtist DS).

www.dsrf-uk.org.

www.edsa.eu (European Down Syndrome Association).

www.erfelijkheid.nl/ziektes/syndroom-van-down-trisomie-21.

www.farmacotherapeutischkompas.nl (website met informatie over geneesmiddelen).

www.happyweight.nl/happy-weight-stippenplan.

www.kinderneurologie.eu.

www.ndss.org/about-down-syndrome/down-syndrome/ (National Down Syndrome Society).

www.nssi.nl/.

www.nvk.nl/Portals/0/richtlijnen/downsyndroom/downsyndroom.pdf (NVK Richtlijnen).

www.onderzoekvanmijnongeborenkind.nl/screening-op-down-edwards-en-patausyndroom (screening op het down-, edwards- en patausyndroom).

www.prelogopedie.nl (informatie over preverbale logopedie).

www.seyscentra.nl/eetproblemen-en-voedselweigering-kinderen (behandeling bij eetproblemen en onzindelijkheid, voor kinderen en jongeren).

www.syndroom.info/syndroom-van-down.

www.tno.nl/nl/aandachtsgebieden/gezond-leven/roadmaps/youth/groeidiagrammen-in-pdf-formaat/ (Nederlandse groeicurves Down Syndroom).

www.tno.nl/media/4892/folder_downsyndroom_voor_professionals.pdf (brochure voor (para) medici en pedagogische professionals over leven met het downsyndroom).

www.zakboekdietetiek.nl.

Hoofdstuk 2
Coeliakie bij kinderen

Augustus 2019

J. Drenth

Samenvatting Mensen die aan coeliakie lijden, hebben een intolerantie voor gluten en moeten een glutenvrij dieet volgen. Het is niet precies bekend hoe coeliakie ontstaat, maar het is wel duidelijk dat zowel genetische factoren als omgevingsfactoren een rol spelen. De ziekte komt in Nederland voor bij ten minste één op de honderdvijftig personen, al zijn er nog altijd veel niet-herkende gevallen. De klinische verschijningsvorm van coeliakie is in de loop der tijd veranderd en kent een grote verscheidenheid. De klassieke symptomen (diarree, vermoeidheid, gewichtsverlies en buikpijn) komen bij niet meer dan 1/3 van de pas gediagnosticeerde volwassenen voor (Spijkerman et al. 2016). In dit hoofdstuk wordt besproken wat de verschijnselen van de ziekte zijn bij kinderen en waardoor deze veroorzaakt worden. De diagnose wordt bij volwassenen gesteld op basis van een biopt uit de dunne darm. Voor kinderen is dit onderzoek niet altijd meer nodig bij het stellen van de diagnose. De behandeling bestaat uit een levenslang glutenvrij dieet. Dit is niet eenvoudig, omdat veel producten verborgen gluten bevatten en omdat er contaminatie met gluten kan optreden. De diëtist begeleidt en motiveert de patiënt en geeft informatie over glutenvrije producten. Ook de Nederlandse Coeliakie Vereniging, hun Diëtisten Netwerk Coeliakie en het Diëtisten Info Netwerk Coeliakie (DINC) kunnen hierbij een rol spelen. Aandacht is zeker ook nodig voor het toepassen van het dieet in situaties als feestjes, trakteren op school, uitstapjes, vakanties en andere sociale situaties.

J. Drenth (✉)
Diëtistenpraktijk Groningen, lid NCV-diëtistennetwerk, Groningen, Nederland

© Bohn Stafleu van Loghum is een imprint van Springer Media B.V., onderdeel van Springer Nature 2019
M. Former et al. (eds.), *Informatorium voor Voeding en Diëtetiek – Supplement 102 – augustus 2019*, https://doi.org/10.1007/978-90-368-2388-3_2

2.1 Inleiding

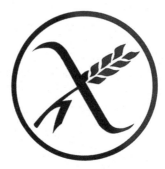

Coeliakie is een auto-immuunziekte die gekenmerkt wordt door permanente intolerantie voor gluten. Gluten (het Latijnse woord voor 'lijm') is de naam van een groep eiwitten die, samen met zetmeel, worden aangetroffen in het endosperm van veel granen, zoals tarwe, rogge, gerst, spelt en kamut, en in de producten die daarvan worden gemaakt. Het eiwit van tarwe bestaat voor ongeveer 80 % uit gluten. Bij het bakken van brood is het gluten verantwoordelijk voor het vasthouden van de vrijkomende kooldioxide in het deeg, waardoor het brood kan rijzen (zie ook het hoofdstuk 'Voeding bij dunnedarmaandoeningen' door N.J. Wierdsma en C.J.J. Mulder).

Kinderen die aan coeliakie lijden, moeten levenslang een glutenvrij dieet volgen. Inname van gluten leidt bij hen door een auto-immuunreactie tot beschadiging van de darmvlokken van de dunne darm, wat tot gevolg heeft dat de opname van voedingsstoffen slechter wordt. Wanneer alle producten met gluten worden vermeden, herstellen de darmvlokken zich en kunnen voedingsstoffen weer normaal worden opgenomen. De behandeling van coeliakie met het glutenvrije dieet dateert uit 1950 (Dicke 1993).

2.2 Prevalentie

Naast elk kind met herkende, klassieke coeliakie waren er in 1999 nog zeven kinderen met niet-herkende, asymptomatische, atypische of monosymptomatische coeliakie (Csizmadia et al. 1999). Uit Amerikaans onderzoek blijkt dat zowel de leeftijd waarop de diagnose wordt gesteld (klassiek: in de eerste twee levensjaren) als de verschijnselen die de kinderen vertonen (klassieke verschijnselen: diarree, achterblijvende groei) zijn veranderd. De gemiddelde leeftijd waarop de diagnose wordt gesteld is 11 jaar. Overwegende klachten zijn buikpijn en constipatie (Khatib et al. 2016).

Het is niet precies bekend hoe coeliakie ontstaat, maar het is wel duidelijk dat zowel genetische factoren als omgevingsfactoren een rol spelen. Borstvoeding blijkt geen beschermend effect op het ontstaan van coeliakie te hebben (Szajewska et al. 2016). Waar eerder gedacht werd dat het belangrijk is gluten tussen de vierde en zevende levensmaand te introduceren, is deze aanbeveling begin 2016 losgelaten. Het is belangrijk gluten te introduceren tussen de vierde en twaalfde levensmaand. Door een vroege introductie kan coeliakie eerder ontstaan bij hoog-risicokinderen. Dat zijn kinderen die een ouder met coeliakie hebben. Enerzijds maakt dit een vroege diagnosestelling mogelijk, anderzijds verhoogt dit de kans bij niet-gescreende kinderen op complicaties (Szajewska et al. 2016).

Bij verschillende auto-immuunziekten is de prevalentie van coeliakie verhoogd. Dat is bijvoorbeeld het geval bij diabetes mellitus type I, schildklierziekten en juveniele idiopathische artritis. Van bijzonder belang is het optreden van coeliakie bij het syndroom van Down: in Nederland is bij deze groep een prevalentie van 8 tot 10 % gevonden. Ook is coeliakie geassocieerd met het syndroom van Turner, een chromosomale ziekte bij meisjes die onder andere wordt gekenmerkt door een korte lengte, en het syndroom van Williams (ook wel het Williams-Beuren-syndroom genoemd), een zeldzame aangeboren ontwikkelingsstoornis die gekenmerkt wordt door een verstandelijke beperking, bepaalde uiterlijke kenmerken, een kenmerkend gedragsprofiel, endocriene afwijkingen en in de meeste gevallen cardiovasculaire afwijkingen.

2.3 Pathologie

De histologische afwijkingen bij coeliakie worden gekenmerkt door vlokatrofie (afvlakking) van het dunnedarmslijmvlies. Ook elders in het lichaam kunnen zich afwijkingen voordoen, bijvoorbeeld in de huid (dermatitis herpetiformis; zie hoofdstuk 'Voeding bij dunnedarmaandoeningen'). Daarom wordt coeliakie tegenwoordig beschouwd als een aandoening van het gehele lichaam, een multi-systeemziekte. De vlokatrofie leidt tot een afname van het absorberend oppervlak, met malabsorptie van energie, vet, (vetoplosbare) vitamines en spoorelementen als gevolg.

Bij onbehandelde coeliakie en slechte dieettrouw bestaat een verhoogde kans op osteoporose, die verbetert bij volwassenen en zelfs normaliseert bij kinderen na behandeling met een glutenvrij dieet. Andere complicaties van onbehandelde coeliakie zijn onvruchtbaarheid bij zowel mannen als vrouwen, herhaalde mis-kramen en een laag geboortegewicht bij kinderen van vrouwen met onbehandelde coeliakie. Ook is coeliakie geassocieerd met een zeer zeldzame vorm van kanker, het dunnedarmlymfoom (zie het hoofdstuk 'Voeding bij dunnedarmaandoeningen' door N.J. Wierdsma en C.J.J. Mulder). Er is echter onvoldoende bewijs beschikbaar om een uitspraak te doen over de associatie tussen coeliakie en het ontwikkelen van dunnedarmlymfomen bij kinderen (Schweizer 2004).

Het glutenvrije dieet doet in de meeste gevallen de histologische afwijkingen in de dunne darm verdwijnen en voorkomt complicaties. Dieetfouten moeten zoveel mogelijk worden voorkomen, omdat daardoor opnieuw vlokatrofie ontstaat. De symptomen kunnen dan terugkeren en er kunnen alsnog complicaties optreden. Slechts een kleine groep patiënten, met name ouderen, reageert niet (meer) op het dieet en moet met immunosuppressiva worden behandeld.

2.4 Etiologie

Hoe coeliakie ontstaat, is nog niet helemaal opgehelderd. Coeliakie heeft een sterke associatie met de HLA-genen op chromosoom 6, die betrokken zijn bij de regulatie van de immuunrespons. Het HLA-DQ2-gen is aanwezig bij ongeveer 95 % van de coeliakiepatiënten; bij de overige patiënten wordt meestal het HLA-DQ8-gen gevonden. Deze genen zijn echter niet als enige verantwoordelijk voor het ontstaan van coeliakie, aangezien HLA-DQ2 voorkomt bij ongeveer 40 % van de Nederlandse bevolking. Daarom wordt aangenomen dat ook andere genetische factoren en omgevingsfactoren noodzakelijk zijn voor het ontstaan van coeliakie (Sollid et al. 1989). Het al dan niet krijgen van borstvoeding of het vroeg introduceren van (grote) hoeveelheden gluten blijkt geen verband te houden met het ontstaan van coeliakie. Onderzoek wordt gedaan naar het verband tussen vatbaarheid voor infecties in de zeer vroege jeugd (jonger dan 18 maanden) en het ontstaan van coeliakie. Verder onderzoek is nodig, omdat de resultaten niet eensluidend zijn (Mårild et al. 2015). Coeliakie komt voor bij 3 tot 10 % van de eerstegraadsfamilieleden van coeliakiepatiënten (Mearin et al. 1999).

2.5 Klinische verschijnselen

De 'klassieke' symptomen van coeliakie zijn chronische diarree, een opgezette buik, een afbuigende groeicurve en humeurigheid (George et al. 1998; Mearin 2004). Die beginnen meestal enkele maanden nadat gluten in de voeding is geïntroduceerd, soms ook later. Uit het onderzoek van George en medewerkers blijkt dat de klinische presentatie van coeliakie in de loop der tijd is veranderd. Er worden tegenwoordig minder vaak kinderen gezien met de klassieke, chronische diarree en een opgezette buik. Overwegende klachten zijn buikpijn (50 % van de patiënten) en obstipatie (40 % van de patiënten) (Khatib et al. 2016). Een overzicht van bij coeliakie passende symptomen staat in kader 1.

Kader 1 Symptomen van coeliakie

- chronische diarree
- obstipatie
- stinkende, volumineuze ontlasting
- humeurigheid
- lusteloosheid
- groeiachterstand
- opgezette buik
- anemie
- weinig eetlust
- misselijkheid
- aften
- osteoporose
- afwijkingen aan het tandglazuur

2.6 Diagnostiek

Het is bij verdenking op coeliakie niet juist om als proef een glutenvrij dieet te adviseren voordat de diagnose is gesteld. Hierdoor wordt het namelijk aanzienlijk moeilijker om de diagnose met voldoende zekerheid te kunnen stellen.

In 2012 zijn door de ESPGHAN nieuwe richtlijnen opgesteld voor het stellen van de diagnose coeliakie bij kinderen (Wessels et al. 2012). De te volgen procedure voor kinderen met symptomen die passen bij coeliakie verschilt van de procedure bij kinderen zonder die symptomen.

Wanneer deze symptomen aanwezig zijn, wordt de volgende procedure gevolgd:

- Het kind gebruikt een normale glutenbevattende voeding.
- In het bloed wordt serum IgA-TG2A en totaal IgA bepaald:

  - als TG2A negatief is bij een normale IgA-concentratie, dan is het onwaarschijnlijk dat het kind coeliakie heeft;
  - als de TG2A-spiegel meer dan 10 keer de bovengrens van normaal is, is de kans op coeliakie groot. Dan kan de vermoedelijke diagnose door middel van verder bloedonderzoek (EMA en HLA-typering) worden vastgesteld. Wanneer de TG2A-spiegel verhoogd blijft, EMA positief is en het kind ook nog drager is van of DQ2 of DQ8, dan staat coeliakie vast en kan worden gestart met een glutenvrij dieet. Een darmbiopsie is dan niet nodig.

- Wanneer de TG2A-spiegel minder hoog is dan hiervoor beschreven blijft een dunnedarmbiopsie wel noodzakelijk voor het stellen van de diagnose.

Wanneer de symptomen passend bij coeliakie niet aanwezig zijn, maar het kind heeft wel een verhoogd risico op het ontwikkelen van coeliakie (bijvoorbeeld wanneer er sprake is van diabetes mellitus type 1, het syndroom van Down of coeliakie bij eerstegraadsfamilieleden), moet wel altijd een dunnedarmbiopt genomen worden om coeliakie te bewijzen of uit te sluiten (Wessels et al. 2012).

In de kinderkliniek van Triëst is tussen 2010 en eind 2014 een prospectieve studie gedaan naar de praktijk van de nieuwe richtlijnen. Van de 468 kinderen (tot 18 jaar) die in deze periode werden gediagnosticeerd met coeliakie, kon deze diagnose voor 51 kinderen (11 %) gesteld worden zonder biopsie. Dit is een minder groot aantal dan verwacht. De verklaring hiervoor is dat men de richtlijnen zeer strikt heeft toegepast door alleen naar een aantal symptomen van coeliakie (diarree, achterblijvende groei, gewichtsverlies en/of bloedarmoede) te kijken. Wanneer de onderzoekers andere symptomen niet buiten beschouwing hadden gelaten, had men voor 165 kinderen (35,2 %) een biopsie achterwege kunnen laten. De meeste kinderen bij wie de diagnose zonder biopsie kon worden gesteld, waren jonger dan 5 jaar, de grootste groep zelfs jonger dan 2 jaar. Alleen gekeken naar deze zeer jonge kinderen zou in 37 % van de gevallen een biopsie niet meer nodig zijn (Benelli et al. 2016).

2.7   Dieettherapie

De behandeling van coeliakie bestaat tot nu toe uit een glutenvrij dieet, dat levenslang moet worden gevolgd. Deze behandeling dateert uit 1950 en het doel van het dieet is het herstel van de darmvlokken, het normaliseren van de serologie en het verdwijnen van de klachten.

De vlokatrofie kan secundaire lactosemalabsorptie veroorzaken, maar een lactosebeperkt dieet is in de beginfase van het glutenvrije dieet bij kinderen nooit en bij volwassenen zelden nodig. Door het herstellen van de vlokatrofie zal de lactose-intolerantie meestal verdwijnen. Bij aanhoudende klachten die niet verklaarbaar zijn door dieetfouten, wordt zo nodig gekeken naar een mogelijke lactose-intolerantie. Bij deficiënties van vitaminen en mineralen, zoals ijzer, wordt suppletie aanbevolen.

2.7.1   Dieetkenmerken

Bij het glutenvrije dieet moeten tarwe, rogge, gerst, spelt, kamut en alle producten die hiervan gemaakt zijn, worden vermeden. Voedingsmiddelen als brood, gebak, koekjes en pasta mogen dus niet meer worden gegeten. Daarnaast zijn er veel 'verborgen' bronnen van gluten. Er kan bijvoorbeeld gluten voorkomen in cornflakes, vleeswaren, voorverpakte geraspte kaas, snoep, bouillonblokjes, bouillonpoeder, tomatenketchup en mayonaise. In kader 2 staan producten en bindmiddelen die géén gluten bevatten.

Kader 2 Glutenvrije producten en bindmiddelen

- aardappel
- agar-agar
- amarant
- arrowroot
- boekweit
- cassave
- gelatine
- gierst
- guarpitmeel
- johannesbroodpitmeel
- maïs
- quinoa
- rijst
- soja
- sorghum
- tapioca
- teff
- xanthaangom

Quinoa en amarant (ook wel kiwicha genoemd) groeien in Peru en Bolivia. De Inca's verbouwden deze planten al. Teff groeit onder andere in Afghanistan en Ethiopië. Het is een grassoort die na de bloei kleine zaadjes geeft. Uit onderzoek is gebleken dat teff geen toxische reactie veroorzaakt bij mensen met coeliakie (Spaenij-Dekking et al. 2005). In een andere studie is onder de leden van de Nederlandse Coeliakie Vereniging onderzocht of de consumptie van teff klachten geeft. Hieruit bleek dat het merendeel van de gebruikers zonder problemen teff kan gebruiken in het glutenvrije dieet, maar dat een klein percentage toch klachten krijgt (Hopman et al. 2008).

Sorghum wordt onder andere in de Verenigde Staten verbouwd. Hoewel de genoemde granen van nature glutenvrij zijn, moeten patiënten er rekening mee houden dat er contaminatie met gluten kan optreden wanneer de granen bewerkt worden tot bijvoorbeeld gries, grutten, meel (denk aan gebruik een machine die ook gebruikt wordt voor glutenvolle granen). Dan is de vermelding glutenvrij zonder of met glutenvrij symbool van belang voor het criterium dat de hoeveelheid gluten lager is dan 20 ppm (parts per million; zie 'definitie van glutenvrij' aan het einde van par. 2.7.2).

Haver komt in het rijtje van toxische granen niet meer voor. Volgens de Europese verordening (EC) no. 41/2009 is het mogelijk haver als glutenvrij aan te duiden, maar voorzichtigheid blijft geboden. Haver is lange tijd een grensgeval geweest en er bestond veel onduidelijkheid over de toxiciteit voor coeliakie-patiënten. De (vermeende) toxiciteit blijkt echter in een groot aantal gevallen toegeschreven te kunnen worden aan tijdens de productie of het vervoer opgetreden contaminatie met granen die wél toxisch zijn. Het is in ieder geval, juist vanwege dit contaminatiegevaar, raadzaam alleen haverproducten te gebruiken als gegarandeerd kan worden dat die niet met gluten gecontamineerd zijn. In de praktijk betekent dit dat de haver speciaal voor dit doel gekweekt en bewerkt moet zijn. Op het etiket van het product staat vermeld dat de haver geschikt is voor mensen met een glutenvrij dieet.

2.7.2 Tekort aan voedingsstoffen

Doordat in het glutenvrije dieet graanproducten, zoals tarwebrood, ontbreken, is er een kans op tekorten aan vitamine B_1 (thiamine), foliumzuur, ijzer, jodium en voedingsvezels. Dit is op te lossen door het gebruik van vezelrijke volkorenproducten van glutenvrije granen, zoals maïskorrels, maïsvlokken of maïszemelen, glutenvrij boekweitmeel, zilvervliesrijst, peulvruchten en gedroogde en geweekte zuidvruchten, noten, zaden, groenten en vers fruit. Als voor de patiënt zelf brood gebakken wordt, kunnen hier lijnzaad, sesamzaad, fruitvezels of bietenvezels aan toe gevoegd worden. Ook (een combinatie van) niet-gecontamineerde haver of andere glutenvrije volkorengranen kunnen gebruikt worden om het vezelgehalte van de voeding te verhogen. Door het gebruik van deze producten neemt niet alleen de hoeveelheid vezels toe, maar ook de inname van ijzer en vitamine B_1.

Sinds 1968 zijn bakkers in Nederland verplicht brood te bakken met broodzout dat 70 à 85 mg jodium per kg bevat, omdat de Nederlandse voeding anders te weinig jodium bevat. In oktober 2008 hebben de Nederlandse Vereniging voor de Bakkerij (NVB), de Nederlandse Brood- en Banketbakkers Ondernemers Vereniging (NBOV) en het ministerie van VWS afgesproken broodzout te vervangen door bakkerszout dat 50 à 65 mg jodium per kg zout bevat. Bakkerszout kan worden toegepast in alle bakkerijproducten, waardoor het gebruik voor de bakker eenvoudiger wordt en de consument via meer verschillende producten jodium binnenkrijgt. Bij het zelf bakken van glutenvrij brood moet daarom gejodeerd zout worden gebruikt, bij voorkeur bakkerszout. Gejodeerd zout voor consumenten bevat 21 mg jodium per kg zout. Let er bij aanschaf van het bakkerszout wel op dat het niet besmet kan zijn met andere glutenvolle bakkerij producten. Verder is het aan te raden regelmatig zeevis te eten, aangezien die rijk is aan jodium.

Definitie van glutenvrij
ppm = parts per million. 1 ppm betekent 1 per 1 miljoen = 1 deeltje van in totaal 1 miljoen deeltjes. Een product mag glutenvrij genoemd worden als maximaal 20 deeltjes van 1 miljoen deeltjes glutendeeltjes zijn.

2.7.3 Wetgeving en het etiket

Glutenvrije producten worden onderscheiden in twee groepen:

- van nature glutenvrije producten: groenten en fruit, onbewerkte glutenvrije granen als boekweit, gierst, quinoa, sorghum, teff, maïs, rijst, aardappel, noten, zaden, peulvruchten;
- glutenvrije dieetproducten op basis van glutenvrij gemaakt meel of andere ingrediënten.

Glutenvrije dieetproducten op basis van glutenvrij gemaakt meel kunnen tarwezetmeel bevatten. Dit tarwezetmeel bevat nog een minimale hoeveelheid gluten, die onder de normen van de *Codex Alimentarius* (Comité Nutrition and Food for Special Dietary Uses) en de EU-verordening (EC) no. 828/2014 ligt. Wanneer het gehalte aan gluten minder dan 100 mg/kg bedraagt, mag dit product aangeduid worden als 'product met een zeer laag glutengehalte'. Uit uitgebreid literatuuronderzoek van Wageningen UR komt naar voren dat deze term eigenlijk zou moeten verdwijnen. Het is immers zo dat producten met een dergelijk aantal gluten schadelijk zijn voor vrijwel iedere coeliakiepatiënt. De aanduiding 'met een zeer laag glutengehalte' is daarmee misleidend en een loze claim (Bruins Slot et al. 2015).

De meeste mensen kunnen dieetproducten op basis van glutenvrij gemaakt tarwezetmeel (die meer restgluten bevatten dan producten zonder glutenvrij gemaakt tarwezetmeel met een glutengehalte van minder dan 100 mg/kg) goed verdragen, maar voor sommigen blijkt het glutengehalte toch te hoog te zijn. Zij krijgen klachten na het eten van deze producten en kunnen beter kiezen voor producten die als 'glutenvrij' aangeduid zijn; dat kunnen producten met of zonder tarwezetmeel zijn, maar in alle gevallen is de grens dan 20 mg/kg. Overigens kan bij een product dat als 'glutenvrij' wordt aangeduid, toch gluten in de ingrediëntenlijst staan. Het is namelijk mogelijk dat door een bijzondere bewerking het glutengehalte lager dan 20 mg/kg is en dan mag een dergelijk product 'glutenvrij' genoemd worden.

Tarwezetmeel dat voorkomt in reguliere, niet speciaal voor het glutenvrije dieet bedoelde producten, wordt niet gecontroleerd op gluten en het eindproduct kan te veel gluten bevatten. Sinds 2000 zijn fabrikanten verplicht op het etiket te specificeren of het gebruikte (gemodificeerd) zetmeel afkomstig is van een glutenbevattend graan. Er staat dan bijvoorbeeld 'tarwezetmeel' of 'gemodificeerd tarwezetmeel' op het etiket. Heeft de fabrikant maïs- of rijstzetmeel gebruikt, dus zetmeel afkomstig van glutenvrije granen, dan is de aanduiding 'zetmeel' of 'gemodificeerd zetmeel' voldoende.

Sinds december 2014 wordt een aantal allergenen op het etiket in een duidelijk afwijkend lettertype vermeld. Het is daardoor duidelijk te herkennen of een product tarwe en/of een van de andere glutenbevattende granen bevat.

Haver mag als glutenvrij worden aangeduid, mits (op het etiket) de garantie gegeven wordt dat de glutenverontreiniging met tarwe, rogge en gerst minder dan 20 mg/kg is. Ditzelfde geldt voor de van nature glutenvrije graansoorten boekweit, maïs en rijst. In Nederland zijn haverproducten echter meestal gecontamineerd met gluten. Sinds 2006 is de Nederlandse Coeliakie Vereniging in samenwerking met Plant Research International in Wageningen betrokken bij het opzetten van een glutenvrije haverketen in Nederland. In Finland en Zweden wordt niet-gecontamineerde haver al jarenlang zonder bezwaar geconsumeerd. Er zijn echter enkele publicaties waaruit is gebleken dat een kleine groep mensen met coeliakie klachten krijgt van de consumptie van haver (Arentz-Hansen et al. 2004).

Onderzoekers van Wageningen UR stellen dat de drempel van het toelaatbare glutengehalte verlaagd moet worden naar 3 ppm om veilig te zijn voor alle coeliakiepatiënten. Met de huidige stand van 'detecteerbaarheid van gluten' is dit momenteel de laagst mogelijke hoeveelheid gluten. In Australië, Nieuw-Zeeland en Chili moeten glutenvrije producten al aan de eis van 3 ppm voldoen. Hierdoor kunnen coeliakiepatiënten grotere hoeveelheden glutenvrije producten gebruiken. Zeker voor zeer gevoelige of herstellende patiënten is dit een voordeel. Voor de meeste patiënten is de nu geldende grens van 20 ppm echter voldoende laag en is verdere beperking dus niet nodig.

Wanneer een patiënt het dieet goed volgt, krijgt hij gemiddeld, met de huidige eisen aan glutenvrije producten, 6–12 mg gluten per dag binnen. Voor de meeste patiënten is dit goed verdraagbaar; voor sommige patiënten is 10 mg per dag echter te veel. Bij deze groep mensen kan deze hoeveelheid gluten het herstel van de darmen verhinderen of schaden.

Allergenenwetgeving Sinds 2004 is een nieuwe etiketteringswetgeving van kracht. Dit betekent dat twaalf en sinds 2008 zelfs veertien allergenen die bekend zijn vanwege hun relatie met voedselovergevoeligheid, verplicht op het etiket vermeld moeten worden wanneer ze in een product voorkomen, ongeacht de aanwezige hoeveelheid. Hieronder vallen de glutenbevattende granen tarwe, rogge, gerst, spelt en kamut en producten op basis van deze granen. Uitzonderingen op deze verplichte etiketteringswetgeving vormen de volgende ingrediënten: glucosestroop op basis van tarwe (incl. dextrose), maltodextrinen op basis van tarwe, glucosestroop op basis van gerst, en granen gebruikt voor de vervaardiging van destillaten of ethylalcohol uit landbouwproducten voor sterke drank en andere alcoholhoudende dranken. Deze ingrediënten bevatten zo weinig restgluten dat de totale hoeveelheid gluten onder de 20 ppm uitkomt. Daarbij blijkt uit wetenschappelijk onderzoek dat de toevoeging van deze ingrediënten aan producten geen reacties geeft bij mensen met coeliakie. De European Food Safety Authority (EFSA) heeft dit in een beoordelingsrapport bevestigd. De genoemde stoffen zijn dan ook vrijgesteld van etikettering.

Op het etiket kan het Cross Grain logo (met nummer) van de Nederlandse Coeliakie Vereniging staan. Het is een internationaal erkend kwaliteitskeurmerk en wordt alleen afgegeven aan producenten die aan de strengste richtlijnen voor glutenvrij produceren hebben voldaan.

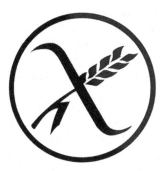

2.7.3.1   Contaminatie

Een product met van nature glutenvrije ingrediënten kan onbedoeld toch gluten bevatten door contaminatie van het glutenvrije product met glutenbevattende granen. Dit kan gebeuren tijdens opslag, verwerking en distributie van producten. Dit wordt meestal niet op het etiket vermeld, hoewel sommige fabrikanten dit wel doen om patiënten te waarschuwen. Dit heeft echter ook tot gevolg dat steeds minder producten geschikt zijn voor mensen met coeliakie. De diëtist dient de coeliakiepatiënt hierop te wijzen.

Ook in de thuissituatie kan contaminatie optreden. Om dit te voorkomen heeft de coeliakiepatiënt een eigen broodplank, botervloot en (smeer)beleg nodig. Het is noodzakelijk dat er ook een apart bakblik voor het bakken van glutenvrij brood en glutenvrije cake en een apart broodrooster worden aangeschaft. Ook de volgorde van bereiding van maaltijden is van belang: ter voorkoming van contaminatie met tarwebloem moeten glutenvrije pannenkoeken bijvoorbeeld voorafgaand aan de 'gewone' pannenkoeken worden gebakken.

2.7.3.2   Productinformatie

Gluten kan ook 'verborgen' voorkomen in verschillende producten. Enkele producten die vaak vragen oproepen in verband met het glutenvrije dieet zijn cornflakes, vleeswaren en bier. In cornflakes en bier wordt mout gebruikt. Dat wordt gemaakt door gerste- of tarwekorrels te laten kiemen en daarna te drogen. Een deel van het gluten wordt tijdens dit proces afgebroken en een deel blijft achter. Mout, moutaroma en moutextract kunnen daarom een kleine hoeveelheid gluten bevatten. Het nuttigen van producten met mout, moutaroma en moutextract wordt dan ook afgeraden, ondanks het feit dat sommige patiënten geen klachten ondervinden. Gerstegluten zijn nog steeds moeilijker detecteerbaar door Elisa-tests, waardoor de gemeten glutenhoeveelheid vaak wel onder de 20 ppm komt. De werkelijke hoeveelheid gluten kan echter hoger – te hoog! – zijn.

Glutenvrij brood kan zelf worden gebakken, maar is ook kant-en-klaar te koop. Glutenvrij brood van een warme bakker die dit zelf bakt, is vrijwel onvermijdelijk gecontamineerd met gluten. Er is ook kant-en-klaar vacuümverpakt of diepgevroren glutenvrij brood te koop, ook in de vorm van broodjes. Inmiddels kan zelfs bij de glutenvrije warme bakker versgebakken glutenvrij brood besteld worden. Er wordt in het hele land geleverd.

Zelfgebakken brood smaakt over het algemeen beter dan voorverpakt brood. Er zijn meer variatiemogelijkheden door het toevoegen van zaden, noten, rozijnen en krenten. Bovendien is zelfgebakken brood vaak goedkoper dan voorverpakt brood. Brood kan worden gebakken in de oven of in een broodbakmachine. Glutenvrij brood blijkt in de praktijk, zeker in de aanvangsfase van het dieet, moeilijk te accepteren. Extra aandacht is nodig voor een volwaardige vervanging van het brood.

Medicijnen, lijm en knutselmaterialen kunnen ook gluten bevatten. Bij de apotheek of fabrikant kan worden nagevraagd of medicijnen glutenvrij zijn. De Nederlandse Coeliakie Vereniging heeft informatie over glutenvrije knutselmaterialen. https://tinyurl.com/y5937jxe.

Zeker voor ouders van (jonge) kinderen is het belangrijk alert te zijn op eventuele besmetting, bijvoorbeeld wanneer er kruimels van een glutenvolle boterham of een glutenvol koekje tussen het speelgoed komen van een kind met coeliakie. Als het speelgoed in de mond gestopt wordt of de kruimels via de handen in de mond van het kind terechtkomen, kan dit klachten veroorzaken. Zo zijn er meer situaties voor te stellen: overblijven op school, spelen bij een vriendje/vriendinnetje, schoolreisje, schoolkamp, kookles op school, kinderfeestje enzovoort.

Het is van belang ouders en kind te informeren over de keuzemogelijkheden tussen glutenvrije dieetproducten en 'normale' producten. Bij normale producten uit de supermarkt moet wel extra aandacht worden besteed aan het lezen en interpreteren van de etiketten.

PS in Foodservice kan een – eventueel op maat gemaakt – Foodbook leveren. Het is een gratis online overzicht, van de producten in de database van PS in foodservice: https://tinyurl.com/y6kex746. Er kan bijvoorbeeld gefilterd worden op allergenen (o.a. glutenbevattende granen en tarwe), en gezocht worden op EAN-nummer, merk of trefwoord of productgroep. PS in foodservice is bedoeld voor producenten, groothandels en afnemers. Gedeeltes van de diensten kunnen zeker nuttig zijn voor consumenten.

2.7.3.3   Dieettrouw en acceptatie

Een onderzoek onder Nederlands jongeren die lid zijn van de Nederlandse Coeliakie Vereniging, laat zien dat de dieettrouw hoog is, maar dat de inname van voedingsvezels en ijzer laag is en die van verzadigd vet hoog. Dit is echter niet het gevolg van het dieet, want de resultaten komen overeen met die van leeftijdsgenoten in de algemene populatie (Hopman et al. 2006).

De Nederlandse Coeliakievereniging heeft veel informatie speciaal voor ouders, kinderdagverblijven en scholen. Het belangrijkste advies aan de ouders: wees zelf goed geïnformeerd en ga in gesprek met de leiding, de leerkracht en andere ouders. Wanneer het kind ouder is, is het een goed idee dat het een spreekbeurt houdt over coeliakie en het glutenvrije dieet.

Op de website van de Nederlandse Coeliakieverening (https://tinyurl.com/y25xlgdw) is informatie te vinden over:

- richtlijn voor kinderdagverblijven en basisscholen;
- plan van aanpak eetmomenten crèche;
- lijst met knutselmateriaal;
- onze voorbeeldbrieven om de school of andere ouders te informeren;
- overzicht wat je wel en wat je niet mag eten;
- voor het eerst glutenvrij naar school: tips & tricks van ouders.

2.7.4 Dieetkostenvergoeding

Het volgen van een glutenvrij dieet heeft behalve sociale ook financiële gevolgen. De extra kosten die het dieet meebrengt, worden door de meeste zorgverzekeraars niet vergoed. Wel bestaat de mogelijkheid de kosten van het glutenvrije dieet af te trekken van de belasting. Het gaat hierbij (in 2019) om 900 euro voor het glutenvrije dieet en 1.050 euro voor het glutenvrije dieet in combinatie met het lactosebeperkte dieet. Om voor belastingaftrek in aanmerking te komen moeten de totale ziektekosten wel boven een zogeheten drempelbedrag uitkomen. Actuele informatie is te vinden op www.belastingdienst.nl.

Voor mensen met een minimuminkomen of een bijstandsuitkering bestaat tevens de mogelijkheid om bij de sociale dienst in de gemeente een beroep te doen op de Wet bijzondere bijstand. Het verschilt per gemeente of mensen de kosten vergoed krijgen en zo ja, hoe hoog deze vergoeding is (zie ook hoofdstuk 'Vergoedingsregelingen voor dieetkosten' door J.J. van Duinen en A.W.J. Rijkers in IVD december 2018).

2.8 Rol van de diëtist

De diëtist begeleidt en motiveert het kind en de ouders bij het volgen van het dieet, geeft uitleg over het dieet en bespreekt welke voedingsmiddelen wel en niet passen in het voorschrift. De diëtist beoordeelt regelmatig of de voeding volwaardig is of geeft adviezen om een volwaardig voedingspatroon te bereiken, zeker bij kinderen, aangezien bij hen het eetpatroon in de loop van de tijd sterk kan veranderen. Extra zorg is nodig bij een afbuigende groeicurve, comorbiditeit of een andere ziekte waarbij specifieke aanpassing van de voeding nodig is (Artsenwijzer Diëtetiek).

Verder leert de diëtist het kind en de ouders hoe een etiket moet worden gelezen en wijst erop dat de ingrediëntendeclaratie niet altijd voldoende informatie geeft. De diëtist informeert hen over het risico van contaminatie en het verschil tussen van nature glutenvrije producten en glutenvrije dieetproducten. Daarnaast geeft de diëtist informatie over de verkrijgbaarheid van glutenvrije dieetproducten en praktische tips bij het toepassen van het glutenvrije dieet in verschillende situaties (thuis, werk, uit eten, school, vakantie, ouders van vriendjes, ziekenhuisopname enz.).

Het is voor (ouders van) coeliakiepatiënten ook belangrijk om meer informatie te krijgen over de sociale gevolgen van het glutenvrije dieet. De diëtist kan de ouders informeren over het belang van een eigen snoeptrommel in de klas voor traktaties en over het meenemen van eigen etenswaren naar bijvoorbeeld verjaarspartijtjes.

Tot slot wijst de diëtist op het bestaan van de Nederlandse Coeliakie Vereniging (www.glutenvrij.nl), die een netwerk van gespecialiseerde diëtisten heeft. Deze diëtisten zijn op de hoogte van de nieuwste ontwikkelingen op het gebied van het glutenvrije (lactosevrije) dieet (https://tinyurl.com/yxk7ttv5).

Regelmatige controle door de diëtist is nodig, met name bij aanvang van het dieet. De frequentie van de consulten is afhankelijk van de hulpvraag en kennis van de patiënt en van de klachten en eventuele complicaties die de patiënt heeft. Als richtlijn wordt aangehouden drie tot vijf consulten in de eerste zes tot negen maanden na de diagnose. Op de lange termijn is één consult per jaar aanbevolen, of vaker bij veranderende behoeftes in verband met groei en ontwikkeling (Artsenwijzer diëtetiek 2017; Bastiani 2009; CBO-richtlijn Coeliakie en Dermatitis Herpetiformis 2008).

2.9 Tot besluit

Het glutenvrije dieet is tot nu toe de enige wetenschappelijk onderbouwde behandeling voor coeliakie en het moet levenslang gevolgd worden. Begeleiding van kinderen met deze auto-immuunziekte vereist specialistische kennis over het glutenvrije dieet. De diëtist heeft dan ook een belangrijke rol bij de behandeling. De diëtisten van het Diëtisten Netwerk Coeliakie worden bijgeschoold door de Nederlandse Coeliakie Vereniging en sommigen van hen zijn zelf ervaringsdeskundig. Het Diëtisten Info Netwerk Coeliakie (DINC) is een landelijk diëtistennetwerk dat de specialistische kennis over coeliakie en het glutenvrije dieet bundelt en voor diëtisten toegankelijk maakt (www.dinc-online.nl).

Artsen hebben tegenwoordig een veel beter beeld van coeliakie dan vroeger. Toch blijven er vele vraagstukken die om nader onderzoek vragen, zoals de genetische factoren, de omgevingsfactoren die de auto-immuun reactie op gang brengen (de trigger) en een mogelijk geneesmiddel. Ondanks regelmatig terugkerende berichten in de media is er op geen van deze gebieden een snelle doorbraak te verwachten.

Literatuur

Arentz-Hansen H, Fleckenstein B, Molberg Ø, Scott H, Koning F, Jung G, et al. The molecular basis for oat intolerance in patients with celiac disease. PLoS Med. 2004;1(1):e1. https://mijn. bsl.nl/link?doi=10.1371/journal.pmed.0010001.

Artsenwijzer diëtetiek. www.artsenwijzer.info.

Bastiani W. Coeliakie. In: Handboek dieetbehandelingsrichtlijnen. Maarssen: Elsevier gezond-heidszorg; 2009.

Benelli E, Carrato V, Martelossi S, et al. Coeliac disease in the era of the new ESPGHAN and BSPGHAN guidelines: a prospective cohort study. Arch Dis Child. 2016;101:172–3.

Bruins Slot ID, Bremer MGEG, Hamer RJ, Van der Fels-Klerx HJ. Part of celiac population still at risk despite current gluten thresholds. Trends Food Sci Technol. 2015;43(2):219–26. https:// doi.org/10.1016/j.tifs.2015.02.011.

CBO-richtlijn coeliakie en dermatitis herpetiformis. Haarlem: Nederlandse Vereniging van Maag-Darm-Leverartsen; 2008.

Csizmadia CGDS, Mearin ML, Von Blomberg BME, et al. An iceberg of childhood coeliac disease in the Netherlands. Lancet. 1999;353:813–4.

Dicke WK. Coeliakie. Een onderzoek naar de nadelige invloed van sommige graansoorten op de lijder aan coeliakie. 4e druk. Proefschrift. Utrecht: Rijksuniversiteit Utrecht; 1993.

George EK, Mearin ML, Kanhai SHM, et al. Twintig jaar coeliakie bij kinderen in Nederland: meer diagnosen en een veranderde verschijningsvorm. Ned Tijdschr Geneeskd. 1998;142:850–4.

Hopman E, Dekking L, Blokland ML, Wuisman M, Zuijderduin W, Koning F, & Schweizer J. Tef in the diet of celiac patients in The Netherlands. Scand J Gastroenterol. 2008;43(3):277–82. https://mijn.bsl.nl/link?doi=10.1080/00365520701714871.

Hopman EG, Le Cessie S, Von Blomberg BM, Mearin ML. Nutritional management of the gluten-free diet in young people with celiac disease in The Netherlands. J Phys G Nucl. 2006;43(1):102–8.

Khatib M, Baker RD, Ly EK, Kozielski R, Baker SS. Presenting pattern of pediatric celiac disease. J Phys G Nucl. 2016;62:60–3. https://doi.org/10.1097/MPG.0000000000000887.

Mårild K, Kahrs CR, Tapia G, Stene LC, Størdal K. Infections and risk of celiac disease in child-hood: a prospective nationwide cohort study. Am J Gastroenterol. 2015;110:1475–84. https:// doi.org/10.1038/ajg.2015.287.

Mearin ML. Kinderen met coeliakie. Tijdschr Kindergeneeskd. 2004;72(1):1–6. https://mijn.bsl. nl/link?doi=10.1007/BF03061527.

Mearin ML, Kneepkens CMF, Houwen RHJ. Diagnostiek van coeliakie bij kinderen; richtlijnen van kindergastro-enterologen. Ned Tijdschr Geneeskd. 1999;143:451–5.

Schweizer JJ. Coeliakie en kanker. Tijdschr Kindergeneeskd. 2004;72(1):31–5. https://mijn.bsl. nl/link?doi=10.1007/BF03061533.

Sollid LM, Markussen G, Ek J, et al. Evidence for a primary association of celiac disease to a particular HLA-DQ alpha/beta heterodimer. J Exp Med. 1989;169:345–50.

Spaenij-Dekking L, Kooy-Winkelaar Y, & Koning F. The Ethiopean cereal tef in celiac disease. N Engl J Med. 2005;353(16):1748–9. https://mijn.bsl.nl/link?doi=10.1056/NEJMc051492.

Spijkerman M, Tan IN, Kolkman JJ, Withof S, Wijmenga C, Visschedijk MC, Weersma RK. A large variety of clinical features and concomitant disorders in celiac disease – a cohort study in the Netherlands. Dig Liver Dis. 2016;48(5):499–505. https://doi.org/10.1016/j.dld. 2016.01.006.

Szajewska H, Shamir R, Mearin ML, et al. Gluten introduction and the risk of coeliac disease. A position paper by the European society for paediatric gastroenterology, hepatology, & and nutrition. J Phys G Nucl. 2016;62(3):507–13. https://doi.org/10.1097/mpg.0000000000001105.

Wessels MMS, Kneepkens CMF, Houwen RHJ, & Mearin ML. De nieuwe ESPGHAN-richtlijnen voor coeliakie bij kinderen. Nieuwsbrief Nederlandse vereniging voor kinderge-neeskunde; 2012.

Websites

www.dinc-online.nl (Diëtisten Info Netwerk Coeliakie).
www.glutenvrij.nl (Nederlandse Coeliakie Vereniging).
www.glutenvrij.nl/hulp_van_arts_dietist/gespecialiseerde_ditisten (Diëtisten Netwerk Coeliakie).
www.mlds.nl/chronische-ziekten/coeliakie/ (Maag Lever Darm Stichting).

Hoofdstuk 3
Duurzame voeding

Augustus 2019

C. van Dooren

Samenvatting Eten volgens de Schijf van Vijf levert naast gezondheidswinst, ook winst voor het milieu op. Wanneer daarnaast binnen de vijf vakken van de schijf meer duurzame keuzes gemaakt worden, is extra duurzaamheidswinst te realiseren. Denk aan minder of geen vlees eten en vaker kiezen voor seizoensproducten. Dit hoofdstuk gaat over waarom het belangrijk is om rekening te houden met duurzaamheid, hoe milieu-impact van voedingspatronen te meten is en hoe gezond en duurzaam samen kunnen gaan. Er komen ook praktische hulpmiddelen aan bod, zoals de Voedselafdruk, de Eetmeter, keurmerken en een handige index. Ten slotte worden zeven adviesregels gegeven om duurzamere keuzes te maken.

3.1 Inleiding

Onze voedselconsumptie heeft een grote invloed op het milieu en de omgeving. Zo komen er bij het produceren van voedsel broeikasgassen en andere stoffen vrij, zoals bestrijdingsmiddelen en ammoniak, en gaan er noodzakelijke grondstoffen, zoals water, stikstof en fosfaat, verloren. Ook kost het produceren van voedsel veel fossiele energie. Dat is niet duurzaam.

Duurzaamheid is een breed begrip. De term 'duurzaamheid' is bekend geworden door het VN Brundtland-rapport uit 1987. De wereldlandbouworganisatie FAO heeft daarvan in 2010 een bruikbare definitie afgeleid voor voedingspatronen (FAO 2010):

Dr. ir. C. van Dooren (✉)
Voedingscentrum, Den Haag, Nederland

© Bohn Stafleu van Loghum is een imprint van Springer Media B.V., onderdeel van Springer Nature 2019
M. Former et al. (eds.), *Informatorium voor Voeding en Diëtetiek – Supplement 102 – augustus 2019*, https://doi.org/10.1007/978-90-368-2388-3_3

'Duurzame voedingspatronen zijn voedingspatronen met een lage milieubelasting, die bijdragen aan voedselzekerheid en gezondheid voor de huidige en toekomstige generaties. Duurzame voedingspatronen beschermen en respecteren de biodiversiteit en ecosystemen, zijn cultureel aanvaardbaar, toegankelijk, economisch eerlijk en betaalbaar; voedzaam, veilig en gezond; waarbij gelijktijdig de natuurlijke en menselijke hulpbronnen optimaal benut worden'.

De eerste voorwaarde om gezond te kunnen eten is dat er gezond voedsel te koop is voor iedereen. Voedselzekerheid noemen we dat. Duurzaamheid is te beschouwen als voedselzekerheid op lange termijn. Vanuit een dergelijk perspectief kan het concept van duurzame voeding een sleutelrol spelen als een doel en een manier om de gezondheid en een goede voedingsstatus te handhaven, terwijl tegelijkertijd een blijvende voedselzekerheid in de toekomst wordt gewaarborgd (Berry et al. 2015). Die duurzaamheid in relatie tot ons voedingspatroon wordt in dit hoofdstuk uitgewerkt. Welke keuzes kunnen consumenten maken, nu en in de toekomst?

3.2   Het meten van duurzaamheid: indicatoren

De milieubelasting van voedingspatronen is te meten via diverse indicatoren. De keuze van de indicator is afhankelijk van het niveau waarop gekeken wordt. Dat kan op landniveau, individueel niveau of productniveau. Op landniveau gaat het over nationale voedingspatronen, zoals gemeten in de Voedselconsumptiepeiling. De meest onderzochte en indicatoren daarbij zijn de ecologische voetafdruk, de kooldioxidevoetafdruk, de watervoetafdruk en de energievoetafdruk (Fang et al. 2014).

3.2.1   Op individueel voedingspatroon: Voedselafdruk-tool

Het Voedingscentrum gebruikt voor consumentencommunicatie de ecologische voetafdruk als maat voor het individuele voedingspatroon (Voedselafdruk-tool). De Voedselafdruk (www.voedselafdruk.nl) is een model om de milieu-impact van ons voedingspatroon inzichtelijk te maken. Met de term 'voedselafdruk' bedoelen we de ecologische voetafdruk van de voedselconsumptie. Door vijftien vragen over het eigen consumptiegedrag te beantwoorden krijgt de consument een indruk van zijn voedselafdruk: hoeveel land en water is er nodig om zijn eten te produceren in verhouding tot de beschikbare ruimte en het beschikbare zoetwater op aarde. De Voedselafdruk is een 'quickscan' die slechts een indicatie geeft van de grootte van de persoonlijke ecologische impact.

Voedselafdruk

Hoe groot is jouw Voedselafdruk? Beantwoord 15 vragen en ga de uitdaging aan om je impact te verlagen.

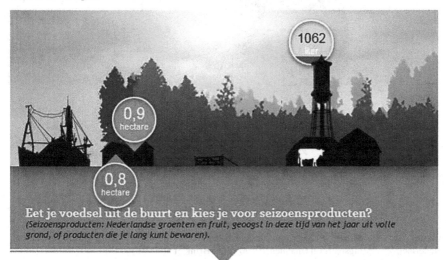

De ecologische voetafdruk is een kwantitatieve indicator van de milieu-impact van menselijke activiteit. De voetafdruk meet de biologisch productieve grond- en wateroppervlakte die nodig is om grondstoffen te leveren en afval te verwerken. De methode integreert het landgebruik, het gebruik van hernieuwbare materialen (bijvoorbeeld hout) en de CO_2-emissies door het gebruik van fossiele energie tot één getal dat wordt uitgedrukt in 'globale hectaren' (gha). Hierbij wordt naast het landgebruik in hectaren een weegfactor gebruikt voor verschillende soorten bio-productiviteit van de aarde (Van Dooren en Bosschaert 2013). De tool geeft snel inzicht hoe de consument zijn eigen impact kan verlagen en geeft tips hoe dat aan te pakken.

3.2.2   Op productniveau: levenscyclusanalyse

Op productniveau wordt gebruikgemaakt van indicatoren uit de levenscyclusanalyse, zoals broeikasgasemissies. Een levenscyclusanalyse (LCA) berekent van alle stappen in de keten, van grond tot mond, de invloed op het milieu. Als dat van

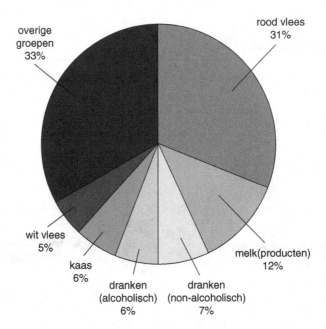

Figuur 3.1 Procentuele bijdrage van producten aan het totaal van broeikasgasemissies van het Nederlandse voedingspatroon (mannen 19–30 jaar) (Brink et al. 2016)

de belangrijkste voedingsmiddelen gedaan is, is ook de milieudruk van voedingspatronen uit te rekenen. Daarvoor worden in de praktijk de volgende indicatoren veel gebruikt: broeikasgasemissies, landgebruik, energiegebruik en watergebruik. Broeikasgasemissies (kooldioxide, methaan en lachgas) worden verreweg het vaakst gebruikt (Jones et al. 2016). Omdat er een sterke samenhang is tussen broeikasgasemissies en andere indicatoren, kan deze als representatieve indicator worden gebruikt (Van Dooren et al. 2017a; Van de Kamp et al. 2018b).

3.3   Meer duurzame voedselkeuze

Binnen het Nederlandse voedingspatroon is vlees verantwoordelijk voor verreweg het grootste deel van de broeikasgasemissies (fig. 3.1) (Temme et al. 2015) en landgebruik (De Valk et al. 2016). Bij mannen (19–30 jaar) komt de grootste bijdrage van rood vlees, melk- en melkproducten, niet-alcoholische dranken, alcoholische dranken en kaas. Ook bij vrouwen (19–30 jaar) leveren rood vlees, melk- en melkproducten, niet-alcoholische dranken en kaas de grootste bijdrage aan de broeikasgassen. Alle dierlijke productgroepen samen zijn verantwoordelijk voor bijna 60 % van de broeikasgasemissies (Brink et al. 2016). Minder dierlijk en meer plantaardig is dus een keuze met een groot effect.

3.3.1 Op productniveau

Door minder producten buiten de Schijf van Vijf te nemen dan iemand gebruike-
lijk eet – zoals koek, snoep en snacks (gemiddeld 12 % van de milieudruk) – kan
de milieudruk worden verlaagd. De consument kan de milieudruk ook verminderen door dag- of weekkeuzes met lagere broeikasgasemissies (Brink et al. 2016).
Hij eet eveneens duurzamer als hij minder bewerkte producten eet. Tijdens het
bewerken ontstaan namelijk ook rest- en afvalstromen. Hiermee gaan waarde-
volle voedingsstoffen verloren (Rood et al. 2016). Sterk bewerkt voedsel (*Ultra-
processed foods*) kost niet alleen veel energie om te maken, maar zorgt ook voor
veel bijproducten, die verloren gaan als afval of veevoer. Denk aan resten aardappel die overblijven bij het maken van friet en chips, vezels die uit witmeel zijn
gehaald en bietenpulp dat overblijft bij de suikerproductie (Niles et al. 2018). Ook
hier blijkt weer dat gezondere keuzes samengaan met een lagere milieudruk.

De consument kan ook duurzamer kiezen door binnen voedingsmiddelengroepen (bijvoorbeeld groente) duurzamere producten te kiezen. De effecten binnen de
meeste productgroepen zijn absoluut gezien niet heel groot, maar kunnen samen veel
bijdragen aan vermindering van broeikasgasemissies (Brink et al. 2016). De grootste
verschillen zitten in de productgroepen vlees, vis, kaas, noten en granen (tab. 3.1).

Kiezen voor groente en fruit van het seizoen en uit de regio maakt uit, maar
heeft niet de grootste impact. De milieu-effecten van groenten en fruit zijn terug
te vinden in de groente- en fruitkalender van Milieu Centraal (https://groentefruit.
milieucentraal.nl). Klasse A en B hebben een lage impact, C, D, E een veel
hogere. A zijn de meest gunstige keuzes; dit betreft vooral veel groente en fruit
van Nederlandse akkers, maar ook bepaalde akkerproducten van buiten Nederland,
die per vrachtwagen of schip vervoerd zijn, bijvoorbeeld tomaat uit Spanje en
Marokko, pompoen uit Zuid-Europa en broccoli en bloemkool uit Frankrijk. De
teelt van groenten of fruit in een verwarmde kas kost (per kilo product) gemiddeld
meer energie dan de teelt buiten op de akker. Veel producten uit de kasteelt hebben daarom een hoge milieubelasting. Bederfelijke en kwetsbare producten (asper-
ges, peultjes, zacht fruit) van een ander continent komen vaak per vliegtuig naar
Nederland. Dat veroorzaakt veel uitstoot van broeikasgassen. Het is klimaatvrien-
delijker om producten met de boot naar Nederland te halen (zoals banaan).

3.3.1.1 Voedselbereiding

Bijna een kwart van de milieu-impact van de voedselketen is in het huishouden.
Voor producten als aardappelen, groenten en fruit is het meer dan de helft van de
totale energiekosten. Denk aan koelen en vriezen, kookplaat, oven, afzuigkap,
waterkoker en boodschappen doen. Het kookapparaat, de soort maaltijd, de kook-
duur en de manier waarop er gekookt wordt, bepalen de hoogte van de bereidings-
energie. Aardgas is doorgaans energiezuiniger dan elektrisch koken, maar er zijn
andere overwegingen om van gas als eindige energiebron af te stappen. De beste

Tabel 3.1 Gemiddelde broeikasgasemissies per productgroep en de winst bij het kiezen van duurzame opties per productgroep. Bron: Brink et al. (2016)

productgroep	emissie gemiddeld (CO_2-eq/100g)	producten met laagste broeikasgasemissies	emissie laagste (CO_2-eq/100 g)
rood vlees	2,793	1. kalfsvlees 2. varken	0,971
vis	0,636	1. makreel 2. haringfamilie: haring en sardines 3. ansjovis	0,260

kaas	0,793	1. hüttenkäse, verse kaas
		   light en mozzarella
		   (verse kazen)
		2. smeltkaas (met noten)
		3. verse geitenkaas
			0,635

noten, pitten, zaden	0,319	1. pitten (pompoenpitten,
		   sesamzaad, lijnzaad,
		   zonnebloempitten)
		2. walnoten
		3. pinda's
			0,203

granen en graanproducten	0,127	1. havermout 2. volkorenpasta gekookt	0,070

groenten	0,129	1. ui en ui-achtigen
		   (inclusief knoflook en
		   prei)
		2. venkel en bleekselderij
		   (stengelgroenten)
		3. radijs, wortel,
		   knolselderij, bieten
		   en schorseneren
		   (knolgewassen)
		4. bladgroenten (inclusief
		   diverse soorten sla,
		   andijvie, raapstelen,
		   postelein, snijbiet,
		   amsoi, tajerblad,
		   spinazie, witlof)
		5. boerenkool en andere
		   vollegrondskolen
		   (rode kool, witte
		   kool, savooiekool,
		   groene kool, koolraap,
		   zuurkool)
			0,092

fruit	0,090	1. peer (pitfruit)
		2. appel (pitfruit)
		3. abrikozen
		   (steenvruchten)
		4. pruimen (steenvruchten)
		5. druiven (zacht fruit)
		6. grapefruit (citrusfruit)
		7. banaan (ander exotisch
		   fruit)
			0,059

Tabel 3.1 Gemiddelde broeikasgasemissies per productgroep en de winst bij het kiezen van duurzame opties per productgroep. Bron: Brink et al. 2016 (vervolg)

productgroep	emissie gemiddeld $(CO_2$-eq/100g)	producten met laagste broeikasgasemissies	emissie laagste $(CO_2$-eq/100 g)
smeer- en bereidingsvetten	0,218	1. halvarine 2. vloeibare margarine 3. sojaolie	0,189
melkproducten	0,173	1. magere melk 2. halfvolle melk 3. magere yoghurt en karnemelk	0,169
brood	0,101	volkoren tarwebrood	0,098
aardappelen	0,082	gekookte aardappelen	0,081
peulvruchten	0,132	1. linzen 2. kikkererwten 3. witte bonen, bruine bonen, kapucijners, groene erwten	0,130
wit vlees	1,192	kip	1,222
ei	0,491	ei	0,491
dranken	0,017	1. kraanwater 2. thee 3. koffie	0,016

keuze is om op groene stroom eten te bereiden. Belangrijk is om een pan op maat te kiezen en zo min mogelijk water te gebruiken. Besparende maatregelen zijn deksel op de pan, koken op half gas/vermogen, korter koken of eerder uitzetten (bijv. bij eieren, pasta en rijst). Eenpansgerechten maken en koken voor meer personen is efficiënter. Barbecue, vooral op kolen, en frituur is vanuit duurzaamheid af te raden.

3.3.1.2 Strategieën

Nu eten sommige groepen al heel gezond en duurzaam, en andere helemaal niet. Daarom is het nodig om met toegespitste strategieën te komen voor bepaalde bevolkingsgroepen met niet-duurzame voedingspatronen. Dit betreft vooral jonge, werkende mannen en de zogenoemde gemaksgeoriënteerden, die minder voedselvaardig zijn. Op basis van een kwantitatieve analyse van de voedingspatronen van diverse subgroepen in de Nederlandse bevolking liggen vier strategieën voor de hand. Deze strategieën kunnen bepaalde subgroepen helpen om gelijktijdig gezonder en duurzamer te gaan eten (Van Dooren et al. 2018):

I.   snacks vervangen door fruit als tussendoortje;
II. kaas bij de lunch (of de avondmaaltijd) vervangen door groente;
III. een portie vlees vervangen door duurzame (vette) vis;
IV. minder alcohol en meer water drinken, om zo minder energie binnen te krijgen (par. 3.3.3).

Deze strategieën kunnen de verschillende subgroepen in de bevolking ondersteunen in hun poging om zowel gezond als duurzaam te eten. Als milieuwinst het belangrijkste doel is, dan is een vijfde strategie mogelijk:

V.   halvering van de vleesporties.

3.3.2   Op het niveau van voedingspatronen

Veel Nederlanders hebben een voedingspatroon met hoge broeikasgasemissies. Dit komt onder andere door de consumptie van verzadigd vet, alcohol en dierlijk eiwit, die veelal hoger is dan de aanbevolen hoeveelheid en de geringe hoeveelheid voedingsvezel, plantaardig eiwit en koolhydraten in vergelijking met wat aanbevolen is (Temme et al. 2015). De milieudruk van de huidige consumptie is voor mannen hoger dan voor vrouwen. Dit komt onder andere door een hogere inname van energie, vlees en alcoholische dranken bij mannen. Door de adviezen van de Schijf van Vijf op te volgen verlaagt bij mannen de milieudruk met 12 tot 14 %. Bij vrouwen leiden deze adviezen niet automatisch tot een daling van de milieudruk, maar wel als een van de volgende duurzamere keuzes binnen de Schijf van Vijf gemaakt wordt (fig. 3.2) (Brink et al. 2016; Van de Kamp et al. 2018a):

– Wekelijks 400 gram vlees eten in plaats van het aanbevolen maximum van 500 gram levert een vermindering aan broeikasgasemissies op van 9 % (mannen) en 10 % (vrouwen).
– Geen vlees meer nemen en dit vervangen door peulvruchten, noten en ei, levert een vermindering aan broeikasgasemissies op van 35 % (mannen) en 37 % (vrouwen).
– Binnen alle vakken de producten kiezen met de laagste milieudruk, zoals kip, makreel en verse kazen, levert een vermindering aan broeikasgasemissies op van 30 % (mannen) en 34 % (vrouwen).
– Binnen alle vakken de meeste duurzame producten kiezen én geen vlees nemen levert een vermindering aan broeikasgasemissies op van 47 % (mannen) en 49 % (vrouwen).

3.3.3   Energie-inname verlagen

Naast vleesconsumptie is de hoogte van de inname van energie (kcal) van grote invloed op de klimaatimpact van iemands voedingspatroon. Het gaat om naar schatting 250–300 gram CO_2 per 100 kcal extra (Biesbroek et al. 2014; Van Dooren et al. 2018). Tweederde van de energie wordt geleverd door producten

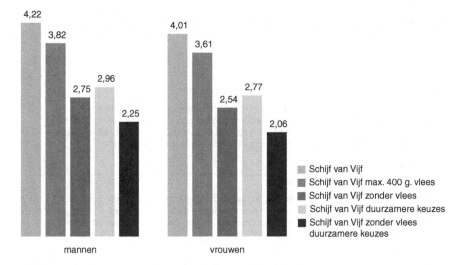

Figuur 3.2 Broeikasgasemissie (in kg CO_2-eq/dag) van de verschillende varianten van de Schijf van Vijf (met alleen voedingsmiddelen binnen de Schijf van Vijf) (Brink et al. 2016)

die niet in de Schijf van Vijf staan. De helft daarvan wordt geleverd door zes productgroepen: vooral suiker & snoep, koek & gebak, niet-alcoholische dranken en alcoholische dranken. Na het weglaten van vlees, levert het weglaten van alcoholische en niet-alcoholische dranken van buiten de Schijf – en die vervangen door kraanwater – het snelst duurzaamheidswinst (10,5 % energie-inname). Het weglaten van zoete snacks (15 % energie-inname) geeft aanvullend nog substantiële winstpotentie. Dit is in lijn met het Gezondheidsraadadvies uit 2011 (Gezondheidsraad 2011). Eten volgens de Richtlijnen Schijf van Vijf betekent ook dat de energie-inname van producten buiten de Schijf van Vijf beperkt is.

3.3.4 Andere verhouding tussen plantaardig en dierlijk eiwit

De Eetmeter (https://tinyurl.com/kxjwt8s) laat niet alleen zien hoeveel eiwit de consument binnenkrijgt (in gram), maar ook de hoeveelheid plantaardig en dierlijk eiwit (fig. 3.3). Eiwitten zijn belangrijk voor de opbouw en het in stand houden van lichaamscellen. Daarnaast leveren ze energie. Belangrijke eiwitbronnen zijn vlees, peulvruchten, eieren, vis, zuivelproducten (o.a. melk, yoghurt, kaas) en graanproducten (o.a. brood en pasta). In een gezond en duurzaam eetpatroon komt de helft of meer van de eiwitinname uit plantaardige bronnen. Belangrijke plantaardige eiwitbronnen zijn peulvruchten, noten en granen. Als de consument eet volgens de Schijf van Vijf komt maximaal 50 % van het eiwit uit dierlijke bronnen.

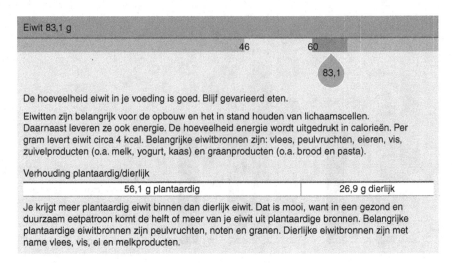

Eiwit 83,1 g

46   60

83,1

De hoeveelheid eiwit in je voeding is goed. Blijf gevarieerd eten.

Eiwitten zijn belangrijk voor de opbouw en het in stand houden van lichaamscellen.
Daarnaast leveren ze ook energie. De hoeveelheid energie wordt uitgedrukt in calorieën. Per
gram levert eiwit circa 4 kcal. Belangrijke eiwitbronnen zijn: vlees, peulvruchten, eieren, vis,
zuivelproducten (o.a. melk, yogurt, kaas) en graanproducten (o.a. brood en pasta).

Verhouding plantaardig/dierlijk

56,1 g plantaardig	26,9 g dierlijk

Je krijgt meer plantaardig eiwit binnen dan dierlijk eiwit. Dat is mooi, want in een gezond en
duurzaam eetpatroon komt de helft of meer van je eiwit uit plantaardige bronnen. Belangrijke
plantaardige eiwitbronnen zijn peulvruchten, noten en granen. Dierlijke eiwitbronnen zijn met
name vlees, vis, ei en melkproducten.

Figuur 3.3 De Eetmeter laat zien hoeveel dierlijk en plantaardig eiwit het voedingspatroon
bevat

Eiwitten kunnen net zo goed uit soja, noten of peulvruchten komen in plaats
van uit dierlijke producten. Plantaardige eiwitbronnen hebben als voordeel dat ze
bijdragen aan de vezelconsumptie en verzadiging. Denk als diëtist bij het geven
van advies over eiwitinname dus ook aan plantaardige eiwitten. Figuur 3.4 laat
zien hoeveel van een plantaardig of dierlijk product nodig is om 10 gram eiwit
binnen te krijgen.

De hoeveelheid eiwit en de eiwitkwaliteit verschilt per product. De eiwitkwaliteit hangt af van hoe goed het lichaam het eiwit kan verteren en de hoeveelheid
essentiële aminozuren in het product. Over het algemeen is de eiwitkwaliteit
van dierlijke producten hoger dan die van plantaardige producten. Binnen de
gezonde populatie krijgt bijna iedereen in Nederland ruim voldoende eiwit binnen. Eiwitkwaliteit is voor hen niet zo'n issue (Seves et al. 2016), maar sommige
mensen hebben extra eiwitten nodig, zoals ouderen, zieke mensen en sporters. De
diëtist kan dan samen met de cliënt kijken of er ook ruimte is voor plantaardige
eiwitbronnen. Als het voor de cliënt niet haalbaar is om meer plantaardig te eten,
zijn er ook binnen de dierlijke producten duurzamere keuzes te maken. Kip, vis en
ei hebben bijvoorbeeld een lagere milieu-impact dan rood vlees (rund-, lams- en
varkensvlees) (Brink et al. 2016). Eet iemand helemaal vegetarisch, dan luidt het
advies van de Gezondheidsraad om vanwege de mindere eiwitkwaliteit 20 % meer
eiwit in te nemen.

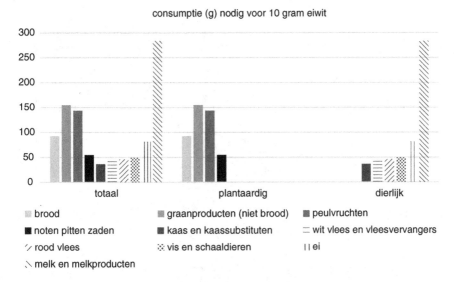

Figuur 3.4 De hoeveelheid van een plantaardig of dierlijk product die je nodig hebt om 10 gram eiwit binnen te krijgen

3.4 Gecombineerde indexen: gezond én duurzaam

3.4.1 Sustainable Nutrient-Rich Food-index

Bij nadere analyse van duurzame voedingspatronen blijkt dat er op productniveau een synergie is tussen voedingskundige kwaliteit en ecologische duurzaamheid. Het blijkt mogelijk om zowel op het niveau van producten als voedingspatronen milieu-impact (vooral invloed op klimaat en landgebruik) kwantitatief te relateren aan voedingskundige kwaliteit. Er is een index ontwikkeld die deze synergie beschrijft. Hierbij is gebruikgemaakt van zeven indicatoren voor voedingskundige kwaliteit. De index kreeg de naam de Sustainable Nutrient-Rich Foods-index (SNRF-index) (Van Dooren et al. 2017b). Op basis van deze SNRF-index is het mogelijk om voedingsmiddelen in te delen in vier productgroepen, die elk een eigen kleurnaam hebben (fig. 3.5):

1. Producten met veel natrium, verzadigd vet en/of toegevoegde suikers (rood: SNRF < −1). Denk aan bewerkt vlees, vleeswaren, roomboter, kaas, chocolade, sauzen, snacks.
2. Dierlijke producten met een gemiddelde voedingsstoffendichtheid (wit: −1 tot 0). Denk aan kip, ei, vis, melk, yoghurt, wild.

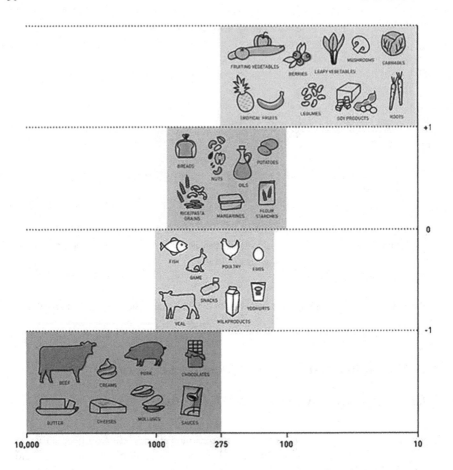

Figuur 3.5 De Sustainable Nutrient-Rich Foods-index (SNRF) combineert gezondheidgerelateerde voedingskenmerken en broeikasgasemissies van voedingsmiddelen, waardoor vier algemene groepen te onderscheiden zijn: rood, wit, bruin en groen (X-as broeikasgasemissies van hoog naar laag in CO_2-eq/100 gram; Y-as SNRF-index)

3. Plantaardige producten met een gemiddelde voedingsstoffendichtheid die veel energie leveren (bruin: 0 tot 1). Denk aan volkoren graanproducten, brood, pasta's, aardappelen, noten, oliën, smeer- en bereidingsvetten.
4. Plantaardige producten met een hoge voedingstoffendichtheid die weinig energie leveren (groen: > 1). Denk aan groenten, fruit, paddenstoelen, sojaproducten en peulvruchten.

Met de SNRF-index is het dus ook mogelijk producten te rangschikken. Dit kan consumenten helpen om hun voedingspatroon gelijktijdig gezonder en duurzamer te maken (Van Dooren et al. 2017b). En het kan gezondheidsvoorlichters en diëtisten helpen om gerichte aanbevelingen te doen voor gezonde, duurzame voedingspatronen.

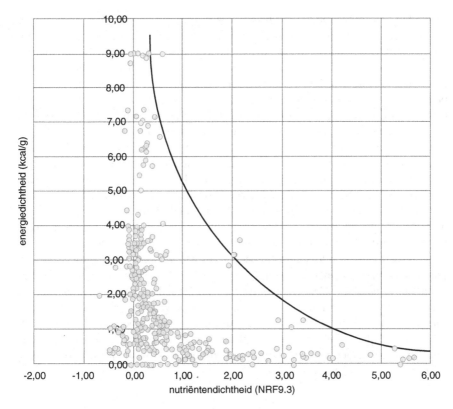

Figuur 3.6 Producten, ingedeeld op basis van nutriëntendichtheid (NRF9.3) versus energie-dichtheid (kcal/g) (Van Dooren 2018)

Nu maken we het nog iets complexer. Moet de diëtist cola adviseren in plaats van melk, omdat cola een lagere milieudruk per liter heeft dan melk? Nee, maar waarom dan niet? Het beste is de milieudruk van een product te relateren aan een functionele eenheid. Voedsel heeft als primaire functie het leveren van essentiële voedingsstoffen en metabole energie (fig. 3.6). Ideaal is dus om de milieudruk te relateren aan voedingsstoffen (nutriëntendichtheid) of aan energie (energiedicht-heid, per kcal). Voor nutriëntendichtheid zou een bestaande index gebruikt kun-nen worden, zoals NRF9.3, of een nieuwe ontwikkeld kunnen worden (Nutrient Density Unit) (Van Dooren 2018). Daar is echter nog geen consensus over, dus rekenen onderzoekers nog in milieudruk per kilo.

In het ideale geval worden beide functies van voedsel tegelijkertijd vervuld door een enkel voedingspatroon. In de praktijk wordt echter meestal voldaan aan de behoeften aan voedingsstoffen voordat voldoende energie wordt gele-verd (voedzame voeding) of omgekeerd: er wordt te veel energie geleverd zonder te voldoen aan de voedingsbehoeften (energierijke voeding). In het eerste voor-beeld is er een energiekloof die moet worden opgevuld met extra energiedichte producten. In het tweede voorbeeld treedt overconsumptie van energie op, die bepalend is voor de milieu-impact. Een menu met zo'n 1.500 kcal kan al in alle benodigde voedingsstoffen voorzien. Bij een activiteitenpatroon waarbij 2.500 kcal nodig is, is er dus een energiekloof. Die hoeft niet gedicht te worden met nutriëntdichte producten, maar met energiedichte producten. Koolhydraatrijke producten (en noten; bruine groep) behoren tot de producten met de laagste broeikasgasemissies per kcal en zijn dus een uitstekende bron van de benodigde calorie-inname (beter dan uit de groene groep) (Van Dooren 2018). Concluderend kan deze energiekloof het best worden gevuld met koolhydraatrijke producten, en dan natuurlijk het liefst vezelrijke voedingsmiddelen met complexe koolhydraten.

Veel consumenten en voorlichters denken dat het eten van grote hoeveelheden groenten en fruit de meest duurzame oplossing biedt, maar dit is niet het geval. Het lijkt zo omdat groenten en fruit een lage milieudruk per kilo hebben. Dit noemen we 'de groenteparadox'. De meest nutriëntenrijke voedingspatronen, zoals het New Nordic Diet, zijn niet noodzakelijkerwijs de meest duurzame, terwijl de voedingspatronen met de laagste impact, zoals een veganistisch voedingspatroon, niet noodzakelijk de gezondste zijn.

In de *Richtlijnen Goede Voeding* zijn drie voedselgroepen geïdentificeerd waarvan de verhoogde inname een voedingspatroon gezonder, maar minder duurzaam kunnen maken: groenten, vis en fruit. Extra groente betekent immers extra milieudruk. Dit is echter niet het geval als deze voedingsmiddelen andere voedselgroepen vervangen met een hogere milieu-impact – dus als je ze in plaats van vleeswaren, kaas of snacks eet.

3.4.1.1 De groenteparadox

Voedingspatronen met een extreem hoge groente- en fruitconsumptie verminderen de broeikasgasemissies niet substantieel. Een voedingspatroon met 450–500 gram groenten en fruit is een betere oplossing. Het opvullen van de energiekloof met groenten resulteert in een volumineuze consumptie, met overeenkomstig hoge broeikasgasemissies. Dat komt omdat de milieudruk per kilocalorie bij groente juist heel hoog is. Daarom passen in een traditioneel voedingspatroon ruime hoeveelheden aardappelen en brood. Op die manier wordt gelijktijdig in de energiebehoefte en nutriëntenbehoefte voorzien. Er moet een evenwicht in kwantiteit zijn tussen producten van de groene en bruine groepen (Van Dooren 2018).

3.4.2 Traditionele voedingspatronen

Boeken over gezonde levensstijlen prijzen vooral het mediterrane en nieuwe Scandinavische voedingspatronen aan. Het gaat dan om de traditionele versies ervan uit de jaren 50 van de vorige eeuw of daarvoor. En terecht: de Gezondheidsraad zegt daarover dat overtuigend is aangetoond dat de aanbevolen voedingspatronen het risico op coronaire hartziekten en beroerte verkleinen. Verder zijn deze patronen geassocieerd met een lager risico op diabetes, darmkanker en sterfte ongeacht de doodsoorzaak (Gezondheidsraad 2015). Er is daarnaast bewijs dat deze voedingspatronen een lage milieu-impact hebben. Deze patronen scoren hoog op het gebruik van groenten, fruit, volkorenproducten, noten, peulvruchten, oliën rijk aan cis-onverzadigde vetzuren, halfvolle en magere zuivel, gevogelte en vis; ze bevatten weinig rood en bewerkt vlees, volle zuivel, harde vetten, keukenzout en dranken (en andere producten) met toegevoegd suiker; en ze zijn matig met alcohol.

Betekent dat we dus allemaal zo moeten gaan eten? Nee! In Italië komen tomaten en risottorijst gewoon van eigen land, maar in ons land hebben we kassen nodig om tomaten te verbouwen en een vrachtwagen om die risottorijst naar Nederland te krijgen. Op die manier wordt een levensstijl gekopieerd die misschien wel gezond is, maar niet goed is voor het milieu. Dan is het veel beter om te kijken naar welke levensstijl bij onze lokale situatie past. Dan blijkt dat het traditionele Hollandse menu, zoals we dat meer dan 75 jaar geleden aten, helemaal zo gek nog niet. Dat patroon komt heel dicht bij de huidige richtlijnen, alleen met te weinig groenten en te veel zout (conservering). Een geoptimaliseerd, traditioneel voedingspatroon van de lage landen (*Low Lands Diet*) blijkt in een studie net zo gezond, maar duurzamer dan het traditionele mediterrane voedingspatroon (Van Dooren en Aiking 2016). Haver, boekweit, rogge, koolsoorten, aardappelen, wortelgewassen, appels, peren, bonen, maar bijvoorbeeld ook haring en makreel – allemaal ontzettend gezonde producten waarmee je fantastische gerechten kunt maken. En brood, graan- en melkproducten voor ontbijt en lunch.

In het algemeen bestaan gezonde, meer duurzame voedingspatronen – zoals het Low Lands Diet, het mediterrane voedingspatroon, het nieuwe Scandinavische voedingspatroon (New Nordic) en het (pesco)vegetarische voedingspatroon – vooral uit producten uit de bruine en groene groep (met een gemiddelde SNRF van 1, wat betekent dat ze alle essentiële nutriënten en benodigde energie leveren) en in mindere mate uit producten uit de witte groep. Producten uit de rode groep komen in deze voedingspatronen bijna niet voor (Van Dooren 2018).

3.5 De praktijk van duurzame voedselkeuze

3.5.1 Zichtbaarheid van duurzaamheid: keurmerken

Er zijn verschillende manieren om de duurzaamheid van ons eten tot uitdrukking te brengen. Fabrikanten, boeren en supermarkten gebruiken bijvoorbeeld keurmerken op hun producten, die kunnen helpen bij het maken van duurzamere keuzes binnen een bepaalde productgroep. Op dit productniveau kun je kijken naar het effect van de voedselproductie op de natuur, van het houderijsysteem op het dierenwelzijn (dier), en van de productiewijze op de arbeidsomstandigheden (mens). Hiervoor zijn onafhankelijke, betrouwbare keurmerken beschikbaar.

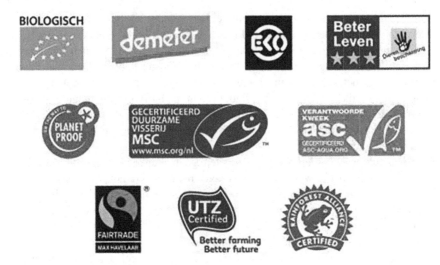

Figuur 3.7 Topkeurmerken op het gebied van duurzaamheid

Het Voedingscentrum baseert zich op de criteria van Milieu Centraal (https://keurmerken.milieucentraal.nl) en adviseert te letten op de volgende tien topkeurmerken op het gebied van duurzaamheid (fig. 3.7):

– voor mens en milieu: Fairtrade, UTZ Certified en Rainforest Alliance;
– voor dierenwelzijn: Biologisch, Beter Leven, EKO, Demeter en On the way to PlanetProof;
– voor natuur en milieu: ASC (Aquaculture Stewardship Council), MSC (Marine Stewardship Council), Biologisch, EKO, Demeter en On the way to PlanetProof.

3.5.2   Kosten

Helaas is de milieubelasting vaak niet doorberekend in de prijs, want dan zouden veel producten een stuk duurder zijn – en dus minder aantrekkelijk. Nu is de perceptie dat duurzaam eten duurder is, maar het ligt er natuurlijk aan hoe het wordt gedefinieerd. Het kopen van uitsluitend biologisch voedsel, is inderdaad echt een stuk duurder. Maar als een consument duurzaam eet door meer basisproducten te kiezen, hoeft het helemaal niet duurder te zijn. Het helpt om gewoon logisch na te denken en niet op de reclame van de producent of het 'speciale' aanbod in de supermarkt af te gaan. Duurzamer eten hoeft niet te betekenen dat iemand meer quinoa, zeewier en insecten moet eten; met minder vlees, snacks en alcohol is de consument echt goedkoper uit. En kraanwater is bijna gratis: veel goedkoper dan alcohol, vruchtensappen en frisdranken.

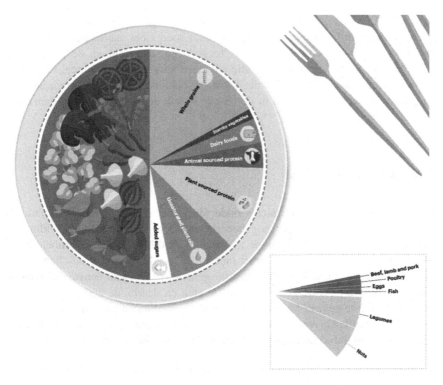

Figuur 3.8 Optimaal referentievoedingspatroon voor 2050 volgens EAT-Lancet (Willett et al. 2019)

3.5.3 Duurzaam en gezond in de toekomst

Als we met duurzaamheid rekening houden, kunnen we ook in de toekomst nog gezond blijven eten. Ook als de wereldbevolking naar 10 miljard mensen groeit in 2050, terwijl nu al 800 miljoen mensen tekorten hebben. De EAT-Lancet commissie heeft in 2019 diverse toekomstscenario's doorgerekend. Het blijkt mogelijk om in 2050 iedereen binnen de ecologische grenzen van de aarde (broeikasgas-emissies, kringloop van stikstof en fosfaat, landgebruik, watergebruik, biodiversiteit, energiegebruik) gezond te laten eten. Daarvoor is het wel nodig dat we de helft minder voedsel verspillen, efficiënter gaan produceren en anders gaan eten. Het gaat vooral om minder rood vlees en meer groenten, peulvruchten en noten (Willett et al. 2019).

EAT-Lancet geeft een optimaal referentievoedingspatroon voor 2050 (fig. 3.8). Daarbij worden gemiddelde hoeveelheden voor voedingsmiddelengroepen aangegeven met ranges daaromheen. Dit omdat niet de hele wereld hetzelfde dieet gebruikt: er zijn culturele, geografische, demografische en individuele verschillen die lokale interpretatie en aanpassingen nodig maken. Wanneer de aanbevelingen van de Schijf van Vijf naast deze ranges worden gelegd, komen die in grote lijnen overeen. De Schijf geeft wat meer ruimte voor rood vlees, aardappelen en zuivel. Wordt er een portie zuivel(vervanger) toegevoegd, dan voldoen de gemiddelde adviezen van EAT-Lancet ook aan alle adviezen voor macronutriënten, vitaminen en mineralen. Goed nieuws dus dat we met voldoende inspanningen en aanpassingen in ons voedingspatroon in de toekomst ook genoeg, gezond en duurzaam kunnen blijven eten.

3.6   Rol van de diëtist

Duurzaamheid is een relatief nieuw onderwerp voor diëtisten, voedingskundigen en gewichtsconsulenten, waar nog beperkt aandacht voor is in de opleiding en nascholing. Toch is het letterlijk de toekomst. Een diëtist die duurzaamheid meeneemt in zijn of haar adviezen geeft niet alleen goed advies aan de cliënt, maar ook aan kinderen en aan de toekomstige generaties. Dat kan eenvoudig door te adviseren om volgens de Schijf van Vijf te eten en daarbij de zeven adviezen uit kader 1 in acht te nemen. Met de achtergrondinformatie in dit hoofdstuk is het ook mogelijk aanvullende vragen te beantwoorden. Ook kan doorverwezen worden naar achtergrondinformatie op de website van het Voedingscentrum.

Kader 1 Zeven adviezen om duurzamer te eten
Over het geheel genomen valt de grootste milieuwinst te behalen door:

1. Waardeer het voedsel. Verspil er zo min mogelijk van, door op maat te kopen en te koken.
2. Zorg voor een stevige basis van volkoren graanproducten.
3. Eet genoeg groente en fruit en kies daarbij milieuvriendelijke soorten door te letten op de herkomst en het seizoen.
4. Eet minder rood en bewerkt vlees. Varieer met peulvruchten, ongezouten noten en een keer duurzame (vette) vis.
5. Eet niet meer dan nodig. Laat vooral producten van buiten de Schijf van Vijf staan, zoals snacks.
6. Neem niet meer zuivel dan nodig.
7. Drink zo min mogelijk suikerhoudende dranken en alcohol en kies voor kraanwater, thee en/of koffie.

Deze keuzes dragen bij aan de persoonlijke gezondheid en die van de aarde (Seves et al. 2016; Jones et al. 2016).

De diëtist kan ook een proactieve rol spelen in bewustwording, door bijvoorbeeld een Voedselafdruk te laten invullen, door op de mogelijkheden van plantaardige eiwitbronnen te wijzen (recepten), door misverstanden rond dierlijke producten weg te nemen, en door vegetariërs en veganisten goed te begeleiden in volwaardige voedselkeuzes. De diëtist levert een onderschatte en vaak onbewuste bijdrage aan de verlaging van de milieudruk van het voedingspatroon, met name door cliënten gewicht te laten verliezen en te sturen op verlaging van de calorie-inname. Elke kilo minder gegeten levert klimaatwinst, zeker als het een kilo vlees is.

Literatuur

Berry EM, Dernini S, Burlingame B, Meybeck A, Conforti P. Food security and sustainability: can one exist without the other? Public Health Nutr. 2015;18(13):2293–302.

Biesbroek S, Bueno-de-Mesquita HB, Peeters P, Verschuren WM, Van der Schouw Y, Kramer G, et al. Reducing our environmental footprint and improving our health: greenhouse gas emission and land use of usual diet and mortality in EPIC-NL: a prospective cohort study. Environ Health. 2014;13(1):27.

Brink L, Postma-Smeets A, Stafleu A, Wolvers W. Richtlijnen Schijf van Vijf. 4e druk. Den Haag: Voedingscentrum; 2016.

De Valk E, Hollander A, Zijp M. Milieubelasting van de voedselconsumptie in Nederland. Contract no.: RIVM Rapport 2016-0074. Bilthoven: RIVM; 2016.

Fang K, Heijungs R, De Snoo GR. Theoretical exploration for the combination of the ecological, energy, carbon, and water footprints: overview of a footprint family. Ecol Ind. 2014;36:508–18.

FAO. Biodiversity and sustainable diets united against hunger. International scientific symposium 3-5 november 2010. Rome: FAO Headquarters; 2010.

Gezondheidsraad. Richtlijnen goede voeding ecologisch belicht. Contract no.: 2011/08. Den Haag: Gezondheidsraad; 2011.

Gezondheidsraad. Richtlijnen goede voeding 2015. Contract no.: 2015/24. Den Haag: Gezondheidsraad; 2015.

Jones AD, Hoey L, Blesh J, Miller L, Green A, Shapiro LF. A systematic review of the measurement of sustainable diets. Adv Nutr: An International Review Journal. 2016;7(4):641–64.

Niles MT, Ahuja R, Barker T, Esquivel J, Gutterman S, Helle MC, et al. Climate change mitigation beyond agriculture: a review of food system opportunities and implications. Renewable Agric Food Syst. 2018; 33(3;special issue).

Rood T, Muilwijk H, Westhoek H. Voedsel voor de circulaire economie. Den Haag: Planbureau voor de Leefomgeving; 2016.

Seves M, Verkaik-Kloosterman J, Temme L, Van Raaij JMA. Eiwitkwaliteit en voedselveiligheidsaspecten van nieuwe eiwitbronnen en van hun producttoepassingen. Contract no.: RIVM Rapport 2015-0176. Bilthoven: RIVM; 2016.

Temme EH, Toxopeus IB, Kramer GF, Brosens MC, Drijvers JM, Tyszler M, et al. Greenhouse gas emission of diets in the Netherlands and associations with food, energy and macronutrient intakes. Public Health Nutr. 2015;18(13):2433–45.

Van de Kamp ME, Van Dooren C, Hollander A, Geurts M, Brink EJ, Van Rossum C, et al. Healthy diets with reduced environmental impact? – The greenhouse gas emissions of various diets adhering to the Dutch food based dietary guidelines. Food Res Int. 2018a;104:14–24.

Van de Kamp ME, Seves SM, Temme EHM. Reducing GHG emissions while improving diet quality: exploring the potential of reduced meat, cheese and alcoholic and soft drinks consumption at specific moments during the day. BMC Public Health. 2018;18(1):264.

Van Dooren C. Simultaneous optimisation of the nutritional quality and environmental sustainability of diets. Amsterdam: Vrije Universiteit; 2018.

Van Dooren C, Aiking H. Defining a nutritionally healthy, environmentally friendly, and culturally acceptable low lands diet. Int J Life Cycle Ass. 2016;21(5):688–700.

Van Dooren C, Aiking H, Vellinga P. In search of indicators to assess the environmental impact of diets. Int J Life Cycle Ass. 2017a. https://doi.org/10.1007/s11367-017-1371-2.

Van Dooren C, Bosschaert T. Developing and disseminating a foodprint tool to raise awareness about healthy and environmentally conscious food choices. Sustain Sci Pract Policy. 2013;9(2):70–82.

Van Dooren C, Douma A, Aiking H, Vellinga P. Proposing a novel index reflecting both climate impact and nutritional impact of food products. Ecol Econ. 2017;131:389–98.

Van Dooren C, Keuchenius C, De Vries JHM, De Boer J, Aiking H. Unsustainable dietary habits of specific subgroups require dedicated transition strategies: evidence from the Netherlands. Food Policy. 2018;79:44–57.

Willett W, Rockstrom J, Loken B, Springmann M, Lang T, Vermeulen S, et al. Food in the anthropocene: the EAT-Lancet commission on healthy diets from sustainable food systems. Lancet. 2019;393(10170):447–92.

Overige informatiebronnen Voedingscentrum

Factsheet Duurzamer Eten (2017).
Factsheet Vegetarisch en Veganistisch Eten (2018).
Factsheet Nieuwe Eiwitbronnen (2016).
Factsheet Voedselverspilling bij Consumenten (2018).
Brondocument Naar een meer plantaardig voedingspatroon (2018).

Hoofdstuk 4
Dieetadviezen bij gebruik van MAO-remmers

Augustus 2019

J.A. Melissen-Leeuwen, J.C. Pruissen-Boskaljon en J. Wertwijn

Samenvatting Bij behandeling van therapieresistente depressie worden MAO-remmers voorgeschreven. MAO (monoamine-oxidase) is een enzym dat belangrijk is bij de afbraak van de neurotransmitters serotonine, norepinefrine en dopamine, die een belangrijke rol spelen bij stemmings- en angstregulatie. Door de werking van het enzym te blokkeren wordt de afbraak van deze neurotransmitters geremd. Verhoging van het neurotransmitterniveau lijkt belangrijk voor het antidepressieve en anxiolytische (angst- en onrustverminderend) effect. Het enzym MAO is eveneens betrokken bij de afbraak van tyramine. De MAO-remmers veroorzaken een verhoogd tyraminegehalte in het bloed. Daardoor kan de bloeddruk gevaarlijk stijgen. Tyramine komt in een aantal voedingsmiddelen voor, maar ontstaat ook door bacteriële omzetting van het aminozuur tyrosine. Het gebruik van MAO-remmers moet daarom altijd worden gecombineerd met een tyraminebeperkt dieet.

4.1 Inleiding

Depressie is een stemmingsstoornis die zich kenmerkt door een verlies van levenslust of een zwaar terneergeslagen stemming. Dit is meer dan 'depressief', waarbij iemand zich een beetje terneergeslagen voelt. Er is pas sprake van klinische depressie wanneer aan een uitgebreid aantal criteria volgens de DSM-5 wordt voldaan (American Psychiatric Association 2013). De geneesmiddelen uit de groep van niet-selectieve MAO-remmers worden gebruikt bij de behandeling van therapieresistente depressie. Als bijwerking kan een verhoogde bloeddruk

J.A. Melissen-Leeuwen (✉) · J.C. Pruissen-Boskaljon · J. Wertwijn
Den Haag, Nederland

© Bohn Stafleu van Loghum is een imprint van Springer Media B.V., onderdeel van Springer Nature 2019
M. Former et al. (eds.), *Informatorium voor Voeding en Diëtetiek – Supplement 102 – augustus 2019*, https://doi.org/10.1007/978-90-368-2388-3_4

ontstaan. MAO-remmers remmen de afbraak van tyramine (een biogeen amine), dat invloed heeft op de bloedvatwand, met bloeddrukstijging tot gevolg. Voor patiënten die niet-selectieve MAO-remmers gebruiken, is een tyraminebeperkt dieet noodzakelijk.

Het tyraminebeperkt dieet hoeft echter geen belemmering te zijn voor het voorschrijven van MAO-remmers. Een gespecialiseerd diëtist kan het dieet praktisch vertalen (Flockhart 2012).

4.2 Depressie

Een depressie is een stemmingsstoornis en behoort tot de psychiatrische ziektebeelden. Er dient een onderscheid te worden gemaakt tussen somberheid, een depressieve stemming en een depressie. Somberheid duidt een normale toestand aan, bijvoorbeeld een gedrukte stemming na een tegenslag. Een depressieve stemming is een abnormale stemmingsdaling die niet in verhouding staat tot de omstandigheden. Met andere woorden: de stemmingsdaling duurt te lang, is te ernstig, te weinig veranderbaar en er kan een herhaling plaatsvinden zonder een aanwijsbare reden. Een depressieve stemming is een van de symptomen van depressie. Andere symptomen zijn onder andere verlies van eetlust en energie, slecht slapen, verminderde concentratie en suïcidale gedachten. Een depressie is dus een patroon van symptomen, waaronder de depressieve stemming. De criteria voor de kenmerken van depressieve stoornissen staan beschreven in de DSM-5.

4.2.1 Neurotransmitters en depressie

Uit verschillende onderzoeken is gebleken dat bij het ontstaan van depressies disfuncties in het serotonerge, noradrenerge en/of dopaminerge systeem een rol spelen (Yi et al. 2018). Serotonine, dopamine en norepinefrine hebben een regulerende werking op verschillende hersenfuncties, zoals het slaap-waakritme, het eetritme en emoties (Makoto et al. 2018).

Serotonine wordt gevormd uit het aminozuur tryptofaan. Dopamine, gevormd uit het aminozuur tyrosine, is een grondstof voor norepinefrine. Serotonine en norepinefrine zijn neurotransmitters, die zorgen voor de overdracht van informatie van de ene zenuwcel naar de andere (fig. 4.1). Deze neurotransmitters behoren tot de groep van biogene aminen. Biogene aminen komen van nature voor in zowel plantaardige als dierlijke producten, maar ook in het menselijk lichaam. Het enzym MAO is actief in de hersenen voor de afbraak van serotonine en dopamine.

MAO is ook actief in de darmwand en in de lever en breekt tyramine af. Tyramine komt van nature in voeding voor, maar wordt ook onder invloed van micro-organismen gevormd uit het aminozuur tyrosine. Remmen van het enzym

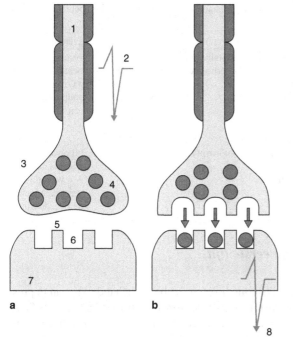

a. Als de elektrische impuls
(2) in het zenuwuiteinde (3)
aankomt, komt de neurotransmitter vrij.

b. De neurotransmitter
reageert met de recepto-
ren (6) in de ontvangende
zenuw (7).

1. Zenuwuitloper
2. Elektrische impuls
3. Uiteinde aanvoerende zenuw
4. Blaasje met neurotransmitter
5. Synaptische spleet
6. Receptoren
7. Ontvangende zenuw
8. Myelineschede

Figuur 4.1 Prikkeloverdracht van de ene zenuw op de andere in de synaps (Spreekuur Thuis 2019)

MAO vermindert de afbraak van de biogene aminen in de hersenen, waardoor de stemming kan verbeteren. Anderzijds vermindert het enzym MAO de afbraak van tyramine. Een verhoogd tyraminegehalte kan aanleiding geven tot een hyperten-sieve crisis. Om deze forse bloeddrukstijging te voorkomen is een tyraminebeperkt dieet geïndiceerd.

4.3 Behandeling van depressie

Bij een depressie wordt veelal gekozen voor psychotherapeutische en/of biolo-gische behandelingsmogelijkheden. Met psychotherapie wordt geprobeerd met behulp van onder andere cognitieve gedragstherapie, interpersoonlijke thera-pie, psycho-educatie, psychoanalytische of psychodynamische therapie bepaalde automatisch optredende gedachtenpatronen te veranderen. Tot de biologische behandelingsmogelijkheden behoren het gebruik van antidepressiva, stemmings-stabilisatoren, antipsychotica, slaapdeprivatie, runningtherapie, lichttherapie en elektroconvulsietherapie (ECT).

Tabel 4.1 Indeling antidepressiva eerstelijnsbehandeling. Bron: Farmacotherapeutisch Kompas (2019)

medicatie	volwassenen	ouderen	respons	geen respons
SSRI (serotonine-heropnameremmers)	– citalopram – fluoxetine – paroxetine – sertraline – evt. fluvoxamine	– citalopram – sertraline	bij goede respons de behandeling zes maanden voortzetten; daarna geleidelijk afbouwen	verleng de behandelperiode ga over op een ander SSRI of een TCA
TCA (tricyclische antidepressiva)	– amitriptyline – imipramine – nortriptyline	– nortriptyline		bij onvoldoende respons na 4–6 weken: verwijzen naar de tweede lijn

4.3.1 Behandeling in de eerste lijn

Antidepressiva zijn de belangrijkste medicijnen die bij de behandeling van depressie worden gebruikt en behoren tot de psychofarmaca (Birkenhäger et al. 2009). De huidige antidepressiva kunnen worden ingedeeld in klassieke tricyclische antidepressiva (TCA's) en niet-tricyclische antidepressiva, veelal voorgeschreven in de eerstelijnsbehandeling (tab. 4.1).

4.3.2 Behandeling in de tweede lijn

Wanneer een patiënt niet reageert op conventionele therapie, kan in de tweede lijn worden overgegaan tot behandeling met irreversibele en niet-selectieve MAO-remmers (tab. 4.2). De generieke niet-selectieve MAO-remmer is tranylcipromine (Tracydal®). Fenelzine (Nardil®) wordt gebruikt voor depressie in combinatie met angst. Dit is een tot op heden niet geregistreerd middel en voor gebruik dient een artsenverklaring ingevuld te worden (Farmacotherapeutisch Kompas 2019).

Wanneer Tracydal® onvoldoende werkzaam is, kan een MAO-remmer gegeven worden in de vorm van Selegilinepleisters, een MAO-B-remmer. Door deze toedieningsvorm worden de darmen vermeden, waardoor een lagere dosis hetzelfde effect kan geven als een niet-selectieve MAO-remmer. Wanneer de dosis selegiline < 30 mg per dag is, is geen tyraminebeperkt dieet nodig (Flockhart 2012). Deze pleisters worden tot op heden niet vergoed door de zorgverzekering.

Tabel 4.2 Indeling antidepressiva tweedelijnsbehandeling. Bron: Farmacotherapeutisch Kompas (2019)

medicatie	volwassenen	geen respons
stap 1		
TCA	– amitriptyline – clomipramine – imipramine – nortriptyline	naar stap 2
stap 2		
SSRI of SNRI (selectieve serotonine-en-noradrenaline-heropnameremmers)	– citalopram – fluoxetine – paroxetine – sertraline – venlafaxine – evt. duloxetine, of fluvoxamine	naar stap 3
stap 3		
overige tricyclische middelen	– bupropion – mirtazapine	naar stap 4
stap 4		
zo nodig	– lithium – atypisch antipsychoticum	naar stap 5
stap 5		
	– tranylcipromine	

4.4 MAO-remmers en tyramine

De neurotransmitters serotonine, norepinefrine en dopamine behoren tot de mono-aminen en worden afgebroken door het enzym monoamine-oxidase. Dit enzym komt voor in de synapsen, het informatieoverdragend deel van een zenuw. Een versterkte afbraak van neurotransmitters kan stemmingsstoornissen veroorzaken.

MAO-remmers ofwel MAO-inhibitoren (MAOI) kunnen de afbraak van serotonine, norepinefrine en dopamine remmen, waardoor er een hogere concentratie aan deze monoaminen ontstaat in de synapsen. MAO-remmers kunnen daarom essentieel zijn bij de behandeling van depressie.

Het MAO-enzym heeft een A-isomeer en een B-isomeer. Beide worden verantwoordelijk geacht voor de metabolisatie van tyramine, een monoamine dat de bloedvaten vernauwt. Tyramine zorgt verder voor het vrijmaken van norepinefrine uit de noradrenerge sympathische zenuwuiteinden, hetgeen de bloeddruk doet stijgen. In een normale situatie wordt tyramine in de darmen en de lever afgebroken door het enzym MAO, waardoor deze verschijnselen niet optreden.

Door de combinatie van een MAO-remmer en tyraminerijke voeding kan het tyraminegehalte in het bloed zeer snel stijgen, waardoor er een hypertensieve crisis kan optreden. Bekende symptomen daarvan zijn ernstige hypertensie (bloeddruk systolisch > 180 mmHg, diastolisch > 100–120 mmHg; Flockhart 2012), motorische onrust, hoofdpijn, tachycardie, braken, nekstijfheid of pijn in de nek, verwijde pupillen, fotofobie, koortsaanvallen, zweten, delirium en tremor. Daarbij komen zelden, maar mogelijk voor: fatale intracraniële bloeding, herseninfarct, cardiale aritmie en myocardinfarct.

De noodzaak voor een tyraminebeperkt dieet is afhankelijk van het soort MAO-remmer. Vooral bij gebruik van niet-selectieve MAO-remmers is dit belangrijk. De selectieve en reversibele MAO-A-remmers (RIMA's) remmen alleen het MAO-A-enzym en laten het MAO-B-enzym ongemoeid. Hierdoor blijkt er een vermindering te zijn van de gevoeligheid voor tyramine, omdat tyramine door beide enzymen gemetaboliseerd kan worden. Het MAO-B-enzym breekt echter slechts een gedeelte van het tyramine af. Er is minder kans op een hypertensieve crisis, maar het gevaar is niet geheel geweken.

Bij de selectieve MAO-remmers is geen tyraminebeperkt dieetadvies geïndiceerd. Wel is het wenselijk om voorzichtig te zijn met zeer tyraminerijke voedingsmiddelen.

4.5   Aandachtspunten met betrekking tot de voeding

Tyramine komt van nature voor in enkele voedingsmiddelen, maar het meest in eiwitrijke, aan bederf onderhevige producten. Verse eiwitrijke producten bevatten weinig tyramine, maar wanneer de producten langer bewaard worden, neemt de hoeveelheid tyramine toe doordat onder invloed van micro-organismen het aminozuur tyrosine wordt omgezet in tyramine (door middel van decarboxylering).

Ook bij de bereiding van kaas, zuurkool en sojasaus worden bacteriën gebruikt voor het fermentatieproces. Het bederf wordt bewust in gang gezet en deze producten kunnen daarom aanzienlijke hoeveelheden tyramine bevatten. Producten die gedroogd, gerookt en in het zuur gelegd zijn, kunnen door hun lange houdbaarheid ook extra tyramine bevatten, met name als fermentatie, bewerken of bewaren plaatsvindt bij een temperatuur tussen 4 en 65 °C. Tyramine wordt meer dan andere vasoactieve aminen in voedingsmiddelen gevonden omdat tyrosinedecarboxylase vaak wordt gebruikt bij de productie van gefermenteerde producten en omdat veel micro-organismen het enzym tyrosine decarboxylase bevatten.

Darmmucosacellen bevatten enzymen, waaronder MAO, die een deel van de door de slijmlaag heen gedrongen biogene aminen inactiveren; vooral de lymfe is rijk aan enzymen. Biogene aminen die het darmslijmvlies gepasseerd zijn, worden in het bloed opgenomen en door eosinofielen gefagocyteerd. De lever zet een groot deel van de nog vrije aminen om in inactieve metabolieten. Als laatste verdedigingslinie zijn er de bloedplaatjes die monoaminen kunnen afbreken. Een grote hoeveelheid biogene aminen is voor iedereen schadelijk.

4.5.1 Tyraminebeperkt dieet

Het tyraminebeperkte dieet wordt voorgeschreven bij het gebruik van niet-selectieve MAO-remmers (Artsenwijzer Diëtetiek 2019), zoals tranylcypromine (Tracydal®) en fenelzine (Nardil®). Het dieetadvies is opgenomen in de bijsluiter van tranylcypromine (Tracydal®). MAO-remmers kunnen zowel voor als na de maaltijd worden ingenomen (Blom 2008), maar niet later dan 15:00 uur om slaapstoornissen te voorkomen (Farmacotherapeutisch Kompas 2019). In psychiatrische centra is protocollair vastgelegd dat de cliënt informatie over het tyraminebeperkte dieet van een gespecialiseerde diëtist krij gt alvorens te starten met de medicatie (Farmacotherapeutisch Kompas 2019).

Een tyraminebeperkt dieet bevat 10 tot maximaal 25 mg tyramine, verdeeld over de dag. Inname van meer dan 6 mg tyramine per maaltijd blijkt een lichte bloeddrukstijging te geven bij gebruik van een niet-selectieve MAO-remmer (Flockhart 2012). De gevoeligheid voor tyramine verschilt per persoon (Tipton 2018). Een verhoging van de bloeddruk kan ook ontstaan door andere bestanddelen in de voeding, zoals glycyrrizine (drop, zoethout), zout en alcohol, of door stress. Dit staat uiteraard los van het gebruik van een MAO-remmer, maar moet meegenomen worden bij de dieetadvisering. Bij beëindiging van het gebruik van een niet-selectieve MAO-remmer moet het tyraminebeperkte dieet nog ten minste twee weken worden gevolgd, omdat de medicatie niet direct uit het lichaam is (Farmacotherapeutisch Kompas 2019).

4.5.2 Dieetprincipes

Bij het opstellen van de dieetadviezen bij gebruik van een MAO-remmer wordt uitgegaan van de volgende dieetprincipes.

– Vervoer verse (on)bereide eitwitrijke producten zo kort mogelijk boven de 4 °C.
– Gebruik zoveel mogelijk vers bereide eiwitrijke producten.
– Eet geen rauwe eiwitrijke producten.
– Bewaar rauwe eiwitrijke producten in een koelkast bij een temperatuur van 4 °C en voorzien van een goed functionerende thermometer. Gebruik het vóór de houdbaarheidsdatum.

- Rauwe eiwitrijke producten kunnen na aanschaf worden ingevroren, voorzien van datum. Bewaar deze ingevroren producten niet langer dan drie maanden.
- Let bij diepgevroren en gekoelde maaltijden op de houdbaarheidsdatum en ontdooi en verwarm de maaltijd volgens de instructie.
- Ontdooi eiwitrijke producten in de koelkast of in de magnetron met ontdooistand.
- Koel bereid voedsel zo snel mogelijk af en bewaar het maximaal 24 uur of vries het in.
- Gebruik geen producten die snel aan bederf onderhevig zijn.
- Gebruik geen eiwitrijke gefermenteerde, gistrijke, gedroogde, gerookte, in het zuur gelegde producten of producten bereid van ongepasteuriseerde melk.
- Gebruik geen kruiden of specerijen als supplement die een antidepressieve werking suggereren, zoals sint-janskruid, kurkuma en saffraan (Asher et al. 2017).

De meest recente dieetadviezen bij een niet-selectieve MAO-remmer zijn te vinden via https://tinyurl.com/yxsl2dh8.

4.6 Conclusie voor de praktijk

De cliënt start met het tyraminebeperkt dieet op de eerste dag van gebruik van een niet-selectieve MAO-remmer bij behandeling van een therapieresistente depressie. De dieetadviezen dienen gegeven te worden door een gespecialiseerde diëtist. Na het stoppen van deze medicatie moet het dieet nog ten minste twee weken worden gevolgd.

Er bestaat nog geen betrouwbare informatie over hoeveel tyramine in voedingsmiddelen aanwezig is, omdat het afhankelijk is onder welke omstandigheden en hoelang een voedingsmiddel is bewaard (Tipton 2018). Het voedingsadvies kan daarom niet op basis van analysegetallen worden gegeven, maar alleen aan de hand van de dieetprincipes worden opgesteld.

Literatuur

Afdeling Diëtetiek Parnassia Groep. Dieetadviezen bij gebruik van een selectieve MAO-remmer. Den Haag: Parnassia Groep; 2018.
American Psychiatric Association. Diagnostic and statistical manual of mental disorders (DSM-5®). Washington: American Psychiatric Association; 2013.
Artsenwijzer Diëtetiek. Psychofarmaca en voeding: gebruik niet-selectieve MAO-remmer bij depressie. Nederlandse Vereniging van Diëtisten. 2019.
Asher GN, Corbett AH, Hawke RL. Common herbal dietary supplement-drug interactions. Am Fam Physician. 2017;96(2):101–7.
Birkenhäger TK, Blom MBJ, Nolen WA, et al. Protocol gebruik van klassieke MAO-remmers bij depressie. Den Haag: PsyQ; 2009.

Blom MBJ. Patiënteninformatie bij gebruik van een MAO-remmer (fenelzine (Nardil®) of tranylcypromine (Parnate®)). Den Haag: PsyQ; 2008.

Farmacotherapeutisch Kompas. Depressie. Beschikbaar via: https://www.farmacotherapeutisch-kompas.nl/bladeren/indicatieteksten/depressie. Geraadpleegd 18 februari 2019.

Flockhart DA. Dietary restrictions and drug interactions with monoamine oxidase inhibitors: an update. J Clin Psychiatry. 2012;73:17–24.

Makoto N, Maruyama W, Shamoto-Nagai M. Type A monoamine oxidase and serotonin are coordinately involved in depressive disorders: from neurotransmitter imbalance to impaired neurogenesis. J Neural Transm. 2018;125(1):53–66.

Spreekuur Thuis. Manisch depressief en nu. Beschikbaar via: http://www.spreekuurthuis.nl/themas/manisch_depressief_en_nu/informatie/oorzaken/%C2%A0. Geraadpleegd 19 april 2019.

Tipton KF. 90 years of monoamine oxidase: some progress and some confusion. J Neural Transm. 2018;125(11):1519–51.

Yi L, Zhao J, Guo J. Emotional roles of mono-aminergic neurotransmitters in major depressive disorder and anxiety disorders. Front Psychol. 2018;9:2201. https://doi.org/10.3389/fpsyg.2018.02201.

Hoofdstuk 5
Probiotica

Augustus 2019

O.F.A. Larsen

Samenvatting Een verstoring van de microbiële samenstelling van het maag-darmkanaal, de darmmicrobiota, wordt steeds vaker in verband gebracht met ziekte. Het herstellen van zo'n verstoring (een dysbiose) is daarom een veelbelovende weg om diverse ziektebeelden (deels) te herstellen. Een van de manieren om een dysbiose te verminderen is het toedienen van probiotica. Dat zijn producten met levende micro-organismen die de maag overleven en, wanneer in voldoende hoeveelheden geconsumeerd, een gezondheidsbevorderend effect kunnen bewerkstelligen. Probiotica zijn zowel in de vorm van voedingsmiddelen als medicinale producten (pillen, poeders) te verkrijgen. Toepassingsgebieden waarbij probiotica heilzaam kunnen werken, zijn diarree en het versterken van het immuunsysteem. Probiotica zijn in het algemeen veilig te noemen. Hoewel er meer grootschalige klinische onderzoeken nodig zijn om de effectiviteit ervan te bewijzen, is het gebruik van probiotica voor verscheidene indicaties veelbelovend te noemen.

5.1 Inleiding: de darmmicrobiota

Ons maag-darmkanaal bevat een zeer grote hoeveelheid micro-organismen. Dit ecosysteem wordt de darmmicrobiota genoemd. Recentelijk is geschat dat de we ongeveer 1×10^{13} micro-organismen in ons maag-darmkanaal hebben. Dit is grofweg gelijk aan het aantal humane cellen (Sender et al. 2016).

Conflicts of interest: Olaf Larsen is tevens Senior Manager Science bij Yakult Nederland B.V.

Dr. O.F.A. Larsen (✉)
Vrije Universiteit Amsterdam, Amsterdam, Nederland

De darmmicrobiota is betrokken bij tal van functies in het lichaam. Een voorbeeld hiervan is de vertering van moeilijk verteerbare vezels in het maag-darmkanaal (ongeveer 10 % van onze calorische inname is te danken aan onze darmmicrobiota) (Duranti et al. 2017). Ook is de darmmicrobiota betrokken bij de productie van vitaminen, zoals vitamine K (Rowland et al. 2018), het produ-ceren van brandstof (butyraat) voor onze darmcellen (Rowland et al. 2018) en het beïnvloeden van ons centraal zenuwstelsel via de hersen-darmas (Quigley 2017). Bovendien speelt de darmmicrobiota een sleutelrol bij het immuunsysteem (Belkaid en Hand 2014).

De samenstelling van de darmmicrobiota is een delicaat evenwicht wat betreft zowel diversiteit als absolute hoeveelheid van micro-organismen. Ieder mens heeft bovendien een unieke microbiota (Gilbert 2015). Het blijkt dat een verstoring van dit (persoonlijke) evenwicht van de darmmicrobiota (een dysbiose) gerelateerd is aan tal van ziektes, variërend van obesitas en diabetes, tot aan Alzheimer en autisme (Cani en Knauf 2016). Het blijkt steeds vaker dat een dysbiose niet alleen gecorre-leerd is met ziekte, maar ook daadwerkelijk een van de oorzaken is (Cani 2017). Het herstellen van een verstoorde microbiota biedt dan ook perspectief om de gezond-heid te verbeteren. Een van de manieren om een verstoorde darmmicrobiota (deels) terug te brengen naar een gezonde toestand is het consumeren van probiotica.

5.2　Probiotica: definitie en belangrijke producteigenschappen

Probiotica zijn voedingsmiddelen of (farmaceutische) preparaten met levende micro-organismen die, wanneer ze in voldoende hoeveelheden worden ingeno-men, een gezondheidsbevorderend effect hebben (Hill et al. 2014). Probiotica zijn in tal van vormen te koop, zoals probiotische poeders (bijv. Winbiotic® van Winclove), pillen (bijv. Orthiflor® van Orthica) en zuivelproducten (bijv. Yakult® van Yakult, Vifit® van Friesland Campina of Activia® van Danone). De producten bevatten overwegend bacteriën, zoals lactobacillen en bifidobacteriën, maar ook andere typen micro-organismen, zoals gisten (bijv. *Saccharomyces boulardii*) wor-den gebruikt. Probiotica komen voor als producten die één enkele stam of species bevatten (zogeheten *single-strain* of *single-species* producten), en producten die meerdere stammen of species bevatten (*multi-strain* of *multi-species* producten). De stam is het meest gedetailleerde niveau waarop micro-organismen geclassifi-ceerd kunnen worden. Tot op heden is er geen wetenschappelijke onderbouwing dat producten met meerdere stammen of species effectiever zouden zijn dan pro-ducten met een enkele stam (Ouwehand et al. 2018).

Goede probiotische producten voldoen aan een aantal criteria. De micro-organismen moeten de maag overleven en dus levend de darmen bereiken. In tegen-stelling tot wat vaak wordt beweerd overleven de bacteriën in reguliere yoghurt de maag niet. Ook dient het probioticum voldoende levende micro-organismen te bevatten. De wetenschappelijke consensus is dat een portie minimaal één miljard micro-organismen moet bevatten, hoewel de tendens richting minimaal 2 tot 3 miljard per portie gaat. Verder moet er wetenschappelijke literatuur voorhanden zijn waarin beschreven staat dat het consumeren van het probioticum ook daadwerkelijk tot gezondheidsbevorderende effecten leidt.

Relevant is ook dat de micro-organismen die in het product zitten, tot stamniveau zijn beschreven. Veel klinische effecten van probiotica zijn namelijk stamspecifiek en niet toe te schrijven aan probiotica in het algemeen (Hill et al. 2014).

Ten slotte blijkt dat de productmatrix, bijvoorbeeld melk of yoghurt, waarin de probiotische organismen zijn verwerkt van invloed is op tal van producteigenschappen, waaronder de houdbaarheid, de overleving van de maag en de werkzaamheid (Flach et al. 2018). Voor een probioticum moeten er daarom wetenschappelijke publicaties te vinden zijn over het complete product en niet alleen over de micro-organismen die erin zitten.

5.3 Werkingsmechanismen

De darmmicrobiota kan worden ingedeeld in drie klassen micro-organismen. De symbionten (met positieve gezondheidseffecten), de commensalen (waarvan de effecten op de gezondheid vooralsnog niet in kaart zijn gebracht) en de pathobionten (met potentieel pathogene werking) (Round en Mazmanian 2009). Door externe stimuli, zoals een (ongezond) dieet, stress, alcohol of het gebruik van medicijnen zoals antibiotica, kan de balans tussen deze drie klassen verstoord raken en ontstaat een dysbiose. Hierdoor kunnen de pathobionten daadwerkelijk pathogene effecten op het lichaam uitoefenen. Het algemene idee van het gebruik van probiotica is om deze dysbiose in de darmmicrobiota (gedeeltelijk) te herstellen en zo het daaraan gekoppelde ziektebeeld te verlichten.

De werkingsmechanismen van probiotica zijn divers en complex. Hieronder zullen de belangrijkste kort worden besproken, zonder volledig te kunnen zijn. Het is belangrijk om te beseffen dat de besproken mechanismen vaak stamspecifiek zijn en dus in het algemeen niet één-op-één geëxtrapoleerd kunnen worden op alle probiotica.

5.3.1 Competatieve exclusie

Probiotische micro-organismen kunnen de competitie aangaan met pathogene bacteriën voor aanhechtingsplaatsen van receptoren aan de darmwand. Simpel gesteld: door het toedienen van probiotica kan er ruimtegebrek ontstaan voor de pathogene bacteriën, waardoor deze geen schadelijke effecten kunnen bewerkstelligen. Ook kunnen probiotica antimicrobiële verbindingen uitscheiden waardoor pathogene bacteriën worden uitgeschakeld, en concurreren ze met de pathogene microben voor essentiële nutriënten (Bermudez-Brito et al. 2012).

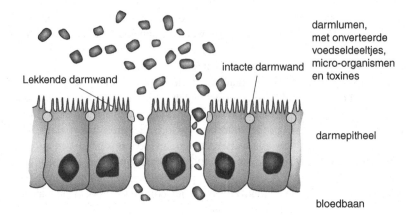

darmlumen,
met onverteerde
voedseldeeltjes,
micro-organismen
en toxines

intacte darmwand

Lekkende darmwand

darmepitheel

bloedbaan

Figuur 5.1　Tight junctions

5.3.2　Versterken en herstellen van het darmepitheel

Het darmepitheel staat permanent in contact met de inhoud van het lumen en de darmmicrobiota. Daarom is een intacte barrière van de darmwand een van de belangrijkste verdedigingsmechanismen van de mens tegen mogelijke schadelijke indringers, bijvoorbeeld pathogene bacteriën. De darmepitheelcellen vormen slechts een enkele cellaag die 'binnen' (het lichaam) van 'buiten' (de inhoud van het lumen) scheidt. De *tight junctions* (fig. 5.1) vormen een complex dat de naast elkaar gelegen darmeptiheelcellen bij elkaar houden door verscheidene eiwitten (Ulluwishewa et al. 2011). Disruptie van tight junctions leidt tot een 'lekkende darm', waardoor bijvoorbeeld pathogene bacteriën het lichaam in kunnen lekken. Probiotica kunnen de integriteit van deze barrière (de tight junctions) versterken, bijvoorbeeld door de productie (genexpressie) van deze tight junction-eiwitten te stimuleren of door de disruptie van de tight junctions door bijvoorbeeld pathogene *E. coli*-bacteriën te verhinderen (Ulluwishewa et al. 2011).

5.3.3　Immuunmodulatie

Probiotica kunnen op meerdere manieren het immuunsysteem moduleren. Een belangrijk mechanisme is het stimuleren van Toll-like receptoren (TLR's), die vervolgens anti-inflammatoire responses kunnen bewerkstelligen. Dit kan bijvoorbeeld via het activeren van TLR's op dendritische cellen, die vervolgens de verhouding van $T_{reg}/T_{h1}/T_{h2}$ (immuunsignaalmoleculen met respectievelijk een regulerende (dempende), inflammatoire en allergie-inducerende werking) richting 'dempend' sturen (Bermudez-Brito et al. 2012).

Een specifieker voorbeeld is TLR-2. Deze receptor speelt een belangrijke rol bij de herkenning van bifidobacteriën, waardoor weer interleukine-10 kan worden geproduceerd (een anti-inflammatoire verbinding). Probiotica kunnen ook *natural killer*-cellen activeren, die weer betrokken zijn bij het uitschakelen van onder andere virussen en tumorcellen (Aziz en Bonavida 2016).

5.4 Toepassingsgebieden

Hoewel een dysbiose van de darmmicrobiota samengaat met een groot scala van ziektebeelden, zijn de aandoeningen waarvoor gedegen bewijs is wat betreft de werkzaamheid van probiotica nog relatief beperkt. In 2015 is er een document gepubliceerd waarin de effectiviteit van probiotica voor verscheidene ziektebeelden werd gekwalificeerd met een A-status (sterke, positieve studies in de wetenschappelijke literatuur), B-status of C-status (enkele positieve studies, maar door te weinig data nog te veel controverse).

De ziektebeelden gekwalificeerd met een A waren: (1) de behandeling van infectieuze diarree bij kinderen, (2) het voorkomen van antibioticumgeassocieerde diarree, (3) het voorkomen en het onderhouden van remissie van pouchitis (een ontsteking van een reservoir ('pouch") dat wordt aangebracht in geval van resectie van het colon), (4) het vasthouden van remissie van colitis ulcerosa, (5) immuunrespons, (6) het behandelen en voorkomen van atopisch eczeem geassocieerd met (koe)melkallergie, en (7) hepatische encefalopathie (Floch et al. 2015).

Een van de bekendste toepassingsgebieden van probiotica is het verminderen van de kans op antibioticumgeassocieerde diarree, onder andere veroorzaakt door *Clostridium difficile*. Dit is een gevaarlijke pathogene bacterie die de darm kan koloniseren bij een verstoorde balans van de microbiota, bijvoorbeeld na een antibioticakuur. Het ziektebeeld varieert van een asymptomatische infectie, (bloedige) diarree, colitis, toxisch megacolon tot aan de dood. Een recente meta-analyse van klinische studies met in totaal 8.672 deelnemers toont aan dat het toedienen van probiotica gedurende een antibioticakuur de kans op *Clostridium difficile*-geassocieerde diarree met gemiddeld 60 % vermindert (Goldenberg et al. 2017). In 2018 is een publicatie verschenen met een lijst van probiotica die verkrijgbaar zijn in Nederland en ingezet kunnen worden ter voorkoming van antibioticumgeassocieerde diarree (Agamennone et al. 2018).

Naast bovengenoemde toepassingen zijn er meerdere veelbelovende studies en meta-analyses over klinische indicaties waarvoor probiotica ingezet (kunnen) worden, zoals prikkelbaredarmsyndroom, necrotiserende enterocolitis, stress en obstipatie. Men dient oplettend te zijn bij het vergelijken ervan omdat de studies vaak met verschillende probiotica zijn uitgevoerd. Ook verschillen ze vaak in opzet en in gemeten klinische eindpunten. Door dit alles is het lastig om verschillende studies te vergelijken en een overkoepelend effect te bepalen middels een meta-analyse.

Belangrijk om te vermelden is dat het vaak nog ontbreekt aan grootschalige, gerandomiseerde en placebogecontroleerde studies. Hierdoor blijft het onderzoek met probiotica meestal in de pilotfase steken. Desalniettemin zijn voor veel indicaties de resultaten van interventies met probiotica veelbelovend te noemen.

5.5 Regelgeving

Vóór 2008 werden probiotica in Nederland op landelijk niveau beoordeeld via de Gedragscode van het Voedingscentrum om een zogeheten gezondheidsclaim te verkrijgen. In 2006 kregen onder andere de probiotische zuivelproducten Yakult® (Yakult), Vifit® (Friesland Campina) en Activia® (Danone) een gezondheidsclaim, nadat hun dossier was beoordeeld door onafhankelijke experts.

In 2008 werd de *European Food Safety Authority* (EFSA) in het leven geroepen. De EFSA zou de aanvragen voor gezondheidsclaims voor (onder andere) probiotica op het niveau van de Europese Unie gaan beoordelen, en deze beoordeling verving daarmee de landelijk behaalde gezondheidsclaims. Door de EFSA zijn rond 2010 alle ingediende dossiers over probiotica categorisch afgewezen (Rijkers et al. 2011). Hierdoor is het voor fabrikanten niet meer mogelijk om in de EU mogelijke gezondheidseffecten van hun producten direct naar consumenten te communiceren. Dit startte de discussie over eenduidige criteria waarmee darmgezondheid en de gezondheid van het immuunsysteem gemeten moesten worden: hoe meet je bijvoorbeeld objectief obstipatie of een verkoudheid (Rijkers et al. 2011)? In 2014 en 2015 hebben probioticaproducten wel een gezondheidsclaim in Zwitserland kunnen verkrijgen, namelijk de Dupont Danisco Howaru Bifidobacterium lactis HN019 en de Lacobacillus casei Shirota van Yakult.

5.6 Veiligheid

Probiotica zijn in het algemeen veilig te noemen. Een klinisch onderzoek onder patiënten met acute pancreatitis bij wie probiotica werden toegediend, veroorzaakte in 2008 grote opschudding, omdat de mortaliteit bij de patiënten in de probioticagroep, significant hoger lag dan bij de patiënten in de placebogroep (Besselink et al. 2008). Uit later onderzoek bleek echter dat de hogere mortaliteit niet was te wijten aan de probiotica, maar aan fouten in de methodologische opzet van het onderzoek (Van Baal 2014; Bongaerts en Severijnen 2016).

In een recent aantal publicaties zijn klinische studies met probiotica geïnventariseerd. Hierbij is een vergelijking gemaakt van de bijwerkingen in de groepen die probiotica kregen met de bijwerkingen in de controlegroepen die geen probiotica (of een placebo) kregen. Het bleek dat de probioticagroepen niet meer bijwerkingen vertoonden dan de controlegroepen. Dit gold voor studies met kinderen tot 2 jaar, voor studies met kinderen van 2 tot 18 jaar, voor ouderen (vanaf 60 jaar) en zelfs voor studies met patiënten die immuungecompromitteerd (een verzwakt immuunsysteem, bijv. door hiv-infectie) waren (Van den Nieuwboer et al. 2014, 2015a, b; Larsen et al. 2017). Een belangrijke opmerking is dat probiotica veilig zijn als ze gebruikt worden via de normale orale toediening en in een normale dosis.

5.7 Probiotica in de praktijk

- Probiotica zijn geen homogene groep: de klinische effecten kunnen stamspecifiek zijn en zijn afhankelijk van de (voedings)matrix. Alleen wetenschappelijke studies gedaan met het specifieke eindproduct zijn daadwerkelijk representatief voor de werkzaamheid van het desbetreffende product. Studies uitgevoerd met de probiotische micro-organismen in een andere matrix of studies met andere stammen/species, zijn dat niet.
- Bij het kiezen van een probioticum dient men op de volgende producteigenschappen te letten:
  - De micro-organismen moeten tot op stamniveau zijn beschreven.
  - De probiotica dienen de maag te overleven en dus levend in de darmen aan te komen.
  - Het product moet minimaal één miljard probiotische micro-organismen per portie/dosis bevatten.
  - Er moeten wetenschappelijke studies voorhanden zijn met het probiotische product waaruit een gezondheidsbevorderend effect blijkt.
- Probiotica zijn wetenschappelijk bewezen effectief bij het verlagen van de kans op antibioticumgeassocieerde diarree.
- Aandoeningen die door het gebruik van probiotica kunnen worden verbeterd én met wetenschappelijke onderbouwing, zijn onder andere obstipatie, het versterken van het immuunsysteem en het verlagen van stress.
- Probiotica zijn veilig, mits gebruikt zoals bedoeld.

Literatuur

Agamennone V, Krul CAM, Rijkers G, Kort R. A practical guide for probiotics applied to the case of antibiotic-associated diarrhea in the Netherlands. BMC gastroenterology. 2018;18(1):103.
Aziz N, Bonavida B. Activation of natural killer cells by probiotics. Forum on immunopathological diseases and therapeutics. 2016;7(1–2):41–55.
Van Baal MCPM. Acute pancreatitis; persisting issues from the PROPATRIA and PANTER studies. PhD Thesis. Nijmegen: Radboud UMC; 2014.

Belkaid Y, Hand TW. Role of the microbiota in immunity and inflammation. Cell. 2014;157(1):121–41.

Bermudez-Brito M, Plaza-Díaz J, Muñoz-Quezada S, Gómez-Llorente C, Gil A. Probiotic mechanisms of action. Ann Nutr Metab. 2012;61(2):160–74.

Besselink MG, Van Santvoort HC, Buskens E, Boermeester MA, Van Goor H, Timmerman HM, et al.; Dutch Acute Pancreatitis Study Group. Probiotic prophylaxis in predicted severe acute pancreatitis: a randomised, double-blind, placebo-controlled trial. The Lancet. 2008; 371(9613):651–9.

Bongaerts GP, Severijnen RS. A reassessment of the PROPATRIA study and its implications for probiotic therapy. Nat Biotechnol. 2016;34(1):55–63.

Cani PD. Gut microbiota—at the intersection of everything? Nat Rev Gastroenterol Hepatol. 2017;14(6):321–2.

Cani PD, Knauf C. How gut microbes talk to organs: the role of endocrine and nervous routes. Mol Metab. 2016;5(9):743–52.

Duranti S, Ferrario C, Van Sinderen D, Ventura M, Turroni F. Obesity and microbiota: an example of an intricate relationship. Genes Nutr. 2017;12:18. https://doi.org/10.1186/s12263-017-0566-2.

Flach J, Van der Waal MB, Van den Nieuwboer M, Claassen E, Larsen OFA. The underexposed role of food matrices in probiotic products: reviewing the relationship between carrier matrices and product parameters. Crit Rev Food Sci Nutr. 2017;58(15):2570–84.

Floch MH, Walker WA, Sanders ME, Nieuwdorp M. Recommendations for probiotic use – 2015 update: proceedings and consensus opinion. J Clin Gastroenterol. 2015;49:S69–73.

Gilbert JA. Our unique microbial identity. Genome Biol. 2015;16:97. https://doi.org/10.1186/s13059-015-0664-7.

Goldenberg JZ, Yap C, Lytvyn L, Lo CK, Beardsley J, Mertz D, Johnston BC. Probiotics for the prevention of Clostridium difficile-associated diarrhea in adults and children. Cochrane Database Syst Rev. 2017;12:CD006095.

Hill C, Guarner F, Reid G, Gibson GR, Merenstein DJ, Pot B, et al. Expert consensus document: the international scientific association for probiotics and prebiotics consensus statement on the scope and appropriate use of the term probiotic. Nat Rev Gastroenterol Hepatol. 2014;11(8):506–14.

Larsen OFA, Van den Nieuwboer M, Koks M, Flach J, Claassen HJHMl. Probiotics for healthy ageing: Innovation barriers and opportunities for bowel habit improvement in nursing homes. Agro FOOD Industry Hi Tech. 2017;28(5):12–15.

Ouwehand AC, Invernici MM, Furlaneto FAC, Messora MR. Effectiveness of multistrain versus single-strain probiotics: current status and recommendations for the future. J Clin Gastroenterol. 2018;52(Suppl. 1):S35–40.

Quigley EMM. Microbiota-brain-gut axis and neurodegenerative diseases. Curr Neurol Neurosci Rep. 2017;17(12):94.

Rijkers GT, De Vos WM, Brummer RJ, Morelli L, Corthier G, Marteau P. Health benefits and health claims of probiotics: bridging science and marketing. Br J Nutr. 2011;106(9):1291–6.

Round JL, Mazmanian SK. The gut microbiota shapes intestinal immune responses during health and disease. Nat Rev Immunol. 2009;9(5):313–23.

Rowland I, Gibson G, Heinken A, Scott K, Swann J, Thiele I, Tuohy K. Gut microbiota functions: metabolism of nutrients and other food components. Eur J Nutr. 2018;57(1):1–24.

Sender R, Fuchs S, Milo R. Revised estimates for the number of human and bacteria cells in the body. PLoS Biol. 2016;14(8):e1002533.

Ulluwishewa D, Anderson RC, McNabb WC, Moughan PJ, Wells JM, Roy NC. Regulation of tight junction permeability by intestinal bacteria and dietary components. J Nutr. 2011;141(5):769–76.

Van den Nieuwboer M, Brummer RJ, Guarner F, Morelli L, Cabana M, Claassen E. Safety of probiotics and synbiotics in children under 18 years of age. Beneficial Microbes. 2015a;6(5):615–30.

Van den Nieuwboer M, Brummer RJ, Guarner F, Morelli L, Cabana M, Claasen E. The administration of probiotics and synbiotics in immune compromised adults: is it safe? Beneficial Microbes. 2015b;6(1):3–17.

Van den Nieuwboer M, Claassen E, Morelli L, Guarner F, Brummer RJ. Probiotic and synbiotic safety in infants under two years of age. Beneficial Microbes. 2014;5(1):45–60.

Printed in the United States
By Bookmasters